In eigener Sache – mit Arthritis leben

Weitere Humboldt-Ratgeber aus der Reihe Gesundheit & Medizin:

Kopfschmerzen und Migräne	ht 408
Entspannungs-Training	ht 430
Schluß mit dem Streß	ht 452
Selbsthilfe durch Autogenes Training	ht 466
Kranke Seele – kranker Körper	ht 484
Autogenes Training und Meditation	ht 510
Ernährungsratgeber	ht 586
Yoga für Frauen	ht 588
Ratgeber Wechseljahre	ht 589
Aktiv gegen Krebs	ht 598
Abwehrkräfte stärken – gesund bleiben	ht 616
Positiv denken und leben	ht 622
Aktiv gegen Bluthochdruck!	ht 632
Ärztlicher Ratgeber für die Reise	ht 655
Teste Deine Gesundheit	ht 656
Ratgeber Hormone	ht 658
Humboldt-Nährwertplaner	ht 659
Gesunde und schöne Zähne	ht 661
Aktiv gegen Herzinfarkt und Schlaganfall!	ht 670
Gesundheitsratgeber Cholesterin	ht 671
Schluß mit dem Diät-Streß!	ht 674
Gesund durch Entschlacken	ht 676
Neurodermitis – Wege zur Linderung	ht 693
Atmen Sie richtig?	ht 694
Humboldt-Gesundheitsfahrplan	ht 695
Schach dem Schmerz!	ht 709
Fußreflexzonenmassage	ht 711
Die Heilkraft der Hände	ht 712
Alternative Therapien von A-Z	ht 713
Das große Yoga-Buch	ht 943
Gesund durch die heilenden Kräfte der Natur	ht 949

Weitere Titel in Vorbereitung

In eigener Sache – mit Arthritis leben

Von Prof. Dr. med. Christiaan Barnard

humboldt

Gesundheit & Medizin

humboldt-taschenbuch 710
Umschlagfoto: Walter Küchler
Umschlaggestaltung: Wolf Brannasky

Hinweis:

Dieses Buch kann die übliche medizinische Behandlung nicht ersetzen. Ziehen Sie deshalb im Zweifelsfall zusätzlich immer Ihren Arzt hinzu, und verwenden Sie dieses Buch nicht zur Eigendiagnose.
(Im Nachwort werden die neuesten Forschungsergebnisse zum Thema Arthritis nachgetragen. [Stand 1993])

Der Autor:
Der berühmte Herzchirurg Dr. Christiaan Barnard leidet selbst seit über zwei Jahrzehnten an Arthritis und kann sich deshalb besonders gut in den Betroffenen einfühlen.

In Zusammenarbeit mit Peter Evans.
Einzig berechtigte Übersetzung aus dem Englischen von Rosemarie Pauer.
Titel der bei Multimedia Publications erschienenen Originalausgabe: »The Arthritis Handbook. How to Live with Arthritis«

Druck: Presse-Druck Augsburg
Printed in Germany

ISBN 3-581-66710-x

1 2 3 * 95 94 93

Inhalt

Vorwort

Professor Christiaan Barnard hat in dieses Werk seine eigenen leidvollen Erfahrungen mit Rheumatoider Arthritis (RA) eingebracht. Er kann sich deshalb als selbst Betroffener besonders gut in seine Leidensgenossen einfühlen und ihnen neuen Mut geben.

RA ist eine multikausale Krankheit, die die verschiedensten Ursachen und Formen haben kann. Der Autor leistet in diesem Buch wahre Pionierarbeit, indem er die Formen und Ursachen kompetent und leicht verständlich erläutert und klar voneinander abgrenzt. Ebenso umfassend und sensibel wird der Leser hier über die verschiedenen Behandlungsmöglichkeiten informiert: über die medikamentöse Behandlung, die Schmerztherapie, die «Ersatzteilchirurgie», über neurologische Operationen und alternative Therapien. Das daran anschließende therapeutische Selbsthilfeprogramm betont die Eigenverantwortung des betroffenen Patienten. Eine ganz besondere Hilfestellung sind die Praxistips zur Anschaffung von technischen Hilfsmitteln für Küche, Bad, beim Anziehen oder Autofahren und für Urlaub und Freizeit.

Seit dem Erscheinen dieses Buches sind mittlerweile zehn Jahre vergangen, Forschung und Therapieformen haben Fortschritte gemacht; trotzdem sind die Schwerpunkte dieses einfühlsam geschriebenen Ratgebers immer noch richtig und lebensnah gesetzt. Der aktuelle Stand von Wissenschaft und Forschung bezüglich RA wird dankenswerterweise im Anhang von dem Rheumatologen Herrn Dr. med. Hans A. Schwarz in Kurzform nachgetragen.

Anliegen diese Buches ist es, den Betroffenen und ihren Angehörigen den täglichen Umgang mit dem Auf und Ab dieser Krankheit zu erleichtern bzw. Hilfestellung zu vermitteln, zum Beispiel, wenn es darum geht, Schmerzen ohne Medikamente zu meistern bzw. diese Krankheit zu akzeptieren.

Wo es Leben gibt . . .

Als Louis Washkansky im Jahre 1967 zum ersten Herztransplantations-Patienten der Welt avancierte, hatten wir dem großen, freundlichen Mann nicht nur eine neue Pumpe für die Blutzirkulation in den Körper eingesetzt, wir hatten ihm zugleich etwas gegeben, was vielleicht wertvoller ist als alles andere im Leben, egal, ob man nun gesund ist oder krank: nämlich Hoffnung.

Während meiner ganzen Laufbahn, schon ehe ich Herztransplantationen durchführte, lag mir besonders daran, in den Menschen, die voller Angst, Sorge oder Verzweiflung waren, wieder Hoffnung zu wecken. Vielleicht war das überhaupt der Grund, warum ich Arzt wurde. Aber erst im Jahre 1956 – stolzes Juniormitglied der chirurgischen Fakultät der University of Minnesota – erkannte ich, wie wichtig es ist, ein wenig Licht am Ende des Tunnels sehen zu können. Denn in jenem Jahr wurde meine Arthritis diagnostiziert.

Stellen Sie sich vor, was das für mich bedeutete. Ich war ein junger, aufstrebender Chirurg mit ständig wachsenden Kenntnissen auf dem Gebiet der Operation am offenen Herzen, besonders der Möglichkeiten der Transplantation eines lebendigen, gesunden Organs von einem Körper in einen anderen. Operieren ist immer sowohl körperlich als auch geistig anstrengend – das lange Stehen beim Arbeiten mit feinstem Fingerspitzengefühl beansprucht den Chirurgen enorm –, bei Herzverpflanzungen jedoch in besonderem Maße. Denn zum einen werden die Operationen mit Hilfe verschiedener, hochempfindlicher Geräte durchgeführt, die ständig überwacht werden müssen, um sicherzustellen, daß die richtigen Flüssigkeiten in den vorgeschriebenen Mengen abgegeben oder die erforderlichen Werte nicht überschritten werden, und zum anderen hat man bei der Transplantationschirurgie eigentlich zwei «Patienten»: den

Menschen, um dessen Leben man kämpft, und das kostbare Herz, das lebensfähig bleiben muß. In dieser komplizierten Welt der Medizin, auf einer Bühne, auf der sich bei einer Operation Chirurgen, Internisten, Narkoseärzte, Schwestern und Hilfskräfte tummeln, muß man stets Höchstleistungen erbringen, was nicht so einfach ist, wenn einen die Füße und Beine von Minute zu Minute mehr schmerzen und praktisch jedes Gelenk der Hände geschwollen und entzündet ist.

All das konnte ich mir an jenem schicksalsschweren Tag nur zu gut vorstellen. Und doch war ich nicht ohne Hoffnung. Meine Karriere drohte zu Ende zu sein, bevor sie überhaupt richtig begonnen hatte, und doch gab es etwas, an das ich mich klammern konnte – einen Hoffnungsschimmer in all der Trübsal . . .

Im Dezember 1955 war ich aus Südafrika in die USA gekommen, um in Minnesota zu arbeiten – und machte gleich bei meiner Ankunft eine ganz neue Erfahrung: Zum ersten Mal in meinem Leben sah und «fühlte» ich Schnee. In Südafrika haben wir selten Schnee in der Stadt, den gibt es nur oben auf den Bergen. Ob dieser Klimawechsel etwas mit dem zu tun hatte, was nun folgte, ist schwer zu sagen. Schon immer hatte mir das Eislaufen Spaß gemacht, da ich jedoch nur zweihundert Dollar im Monat verdiente, konnte ich mir keine Schlittschuhe leisten. Also borgte ich mir ein Paar von einem Freund, John Perry, mit dem ich zusammenarbeitete. Die Stiefel waren mir etwas zu klein, und ich erinnere mich, daß ich eines Morgens, nach einem Eislaufnachmittag, mit heftigen Schmerzen in meinem rechten Fuß erwachte. Ich erzählte Freunden in der Klinik davon, und sie meinten, ich hätte mir wahrscheinlich beim Eislaufen etwas gebrochen. Doch der Fuß schwoll immer stärker an, und gleichzeitig bekam ich Schmerzen in den Händen, besonders in der rechten Hand. Als auch die anzuschwellen begann, wußte ich, daß es etwas anderes sein mußte als ein Bruch.

Damals arbeitete ich in der Allgemeinchirurgie, und da es nahezu unmöglich ist, stundenlang mit einem schmerzenden Fuß im Operationssaal zu stehen, wollte ich den Leiter unserer Abteilung fragen, was zu tun sei. Ich traf jedoch nur seine Sekretärin an, und die riet mir zu Wechselbädern mit heißem und kaltem Wasser für meine Hände und Füße, dann würde die Entzündung wahrscheinlich bald abklingen. Das tat ich ein paar Wochen lang, jedoch ohne Erfolg. Schließlich begann ich, Spezialschuhe zu tragen, um den Schmerz beim langen Stehen erträglicher zu machen.

Zunächst waren meine Hände noch ganz brauchbar, aber mit der Zeit wurden die Schwellungen und Schmerzen so schlimm, daß ich mich entschloß, einen Rheumatologen aufzusuchen. Ich ging in die berühmte Mayo-Klinik der University of Minnesota. Der zuständige Arzt untersuchte mich, machte ein paar Blutuntersuchungen, dann rief er mich zu sich herein und sagte: «Dr. Barnard, Sie haben Rheumatoide Arthritis*, aber Sie haben Glück im Unglück: Ihre Bluttests sind seronegativ, es ist daher sehr unwahrscheinlich, daß Sie durch Ihre Arthritis jemals verkrüppelt werden.»

Es waren wohl diese Worte, die mich gerettet haben. Als er mir nämlich sagte, daß ich Rheumatoide Arthritis hätte, mußte ich sofort an meine erste Patientin denken, über die ich in meinem vierten Studienjahr an der Universität in Südafrika eine Krankengeschichte zu schreiben hatte. Diese Patientin war eine Frau in den Sechzi-

* Die Bezeichnungen «Rheumatoide Arthritis», «Primär chronische Polyarthritis» und «Chronischer Gelenkrheumatismus» sind gleichbedeutend. Im vorliegenden Buch wurde die vom Autor verwendete Bezeichnung «Rheumatoide Arthritis» (RA) beibehalten. (Anm. d. Red.)

gern, die infolge ihrer Rheumatoiden Arthritis ständig ans Bett gefesselt war. Ihre stark deformierten Hände und Füße konnte sie kaum benutzen. Das Bild dieser Frau stand mir natürlich sofort vor Augen, als der Arzt mir seine Diagnose mitteilte. «Oh, mein Gott», dachte ich, «ich bin ein junger Mann, ich will Chirurg werden, aber mit solchen Händen ist das ja vollkommen unmöglich!» Doch die «frohe Botschaft», mein Serumfaktor sei negativ (mehr darüber später) und ich würde wahrscheinlich niemals zum arthritischen Krüppel, gab mir jenes unbedingt notwendige Quantum Hoffnung, um nicht allen Lebensmut zu verlieren.

An jenem Abend kehrte ich in mein kleines Zimmer zurück und überlegte, was als nächstes zu tun sei. Komischerweise kam mir als erstes in den Sinn, daß ich meine Hände versichern lassen sollte, damit meine Familie versorgt wäre, wenn ich nicht mehr arbeiten könnte. (Ich war damals mit meiner ersten Frau verheiratet, und wir hatten zwei Kinder.) Ich hatte gelesen, daß manche Schauspielerinnen ihre Beine, ihr Gesicht oder sogar ihre Stimme für bis zu einer Million Dollar versichern ließen, also warum nicht ich meine Hände. Das Problem war nur, daß ich lügen mußte, um diese Versicherung überhaupt abschließen zu können; ich müßte sagen, daß mit meinen Händen alles in Ordnung sei, sonst würde sich keine Versicherung auf einen Vertrag einlassen. Nachdem ich mir die Sache gründlich überlegt hatte, kam ich schließlich zu dem Ergebnis, das mit der Versicherung zu lassen und erst mal abzuwarten, wie sich die Dinge entwickeln würden.

Mein Leben mit der Arthritis begann.

Jedenfalls, soweit es mein erwachsenes Leben betrifft. Als kleiner Junge in Beaufort West, Südafrika, hatte ich schon des öfteren undefinierbare Schmerzen in den Gelenken gehabt, manchmal so schlimm, daß ich nachts nicht schlafen konnte. «Wachstumsschmerzen», sagte man damals nur, aber ich bin mir nicht sicher, ob es nicht die Vorläufer der Rheumatoiden Arthritis waren. Mein Vater, der die kleineren Wehwehchen in unserer Familie selbst behandelte, ging dann immer in den Garten, pflückte ein paar grüne Blätter von einem Strauch, zerstieß sie, goß heißes Wasser darauf und ließ den Sud über Nacht stehen. Am nächsten Tag mußte ich eine Tasse vom Extrakt dieser Blätter trinken. Er war schrecklich bitter, und meistens bekam ich Krämpfe und heftigen Durchfall, aber die Schmerzen in den Gelenken verschwanden danach. Heute, wo ich ständig Schmerzen habe, denke ich oft, ich sollte vielleicht wieder in den Garten meiner Kindheit gehen und nach dem Strauch mit den grünen Blättern suchen . . .

Wie wir noch sehen werden, gibt es einige Anhaltspunkte dafür, daß bei manchen Formen der Arthritis Erbfaktoren eine Rolle spielen. Aber ich hatte vier Brüder, und keiner litt an dieser Krankheit. Mein Vater starb mit fünfundachtzig Jahren an einem Lymphom und meine Mutter – sie wurde fünfundneunzig – an einem Schlaganfall. Meine Mutter klagte zwar, wie viele ältere Leute, in den späteren Jahren ihres Lebens über Schmerzen in Händen und Gelenken, aber auf eine Arthritis deutete nichts hin. In meinem Fall neige ich daher dazu, den Erbfaktor auszuschließen.

Kehren wir zurück zu jenen frühen Jahren in Minneapolis. Nachdem die Rheumatoide Arthritis festgestellt worden war, arbeitete ich weiter als Chirurg. Zunächst waren meine Hände nicht ernsthaft betroffen. Meine Hauptsorge galt meinen Füßen, vor allem dem rechten Fuß – mein einziger arthritisch deformierter Körperteil. Ich achtete von da an darauf, daß niemand meine Füße zu Gesicht bekam, und bewunderte zugleich schöne Füße ganz besonders, vor allem bei Frauen.

Der Arthritis zum Trotz arbeitete ich weiterhin hart. Innerhalb von zweieinhalb Jahren machte ich meinen Magister in Naturwissenschaften und den Doktor in Philosophie. Obwohl ich nicht mehr weiß, woher ich die Zeit dafür nahm, begann ich auch mit Operationen am offenen Herzen und arbeitete bis zu achtzehn Stunden täglich. Ich verbrachte sehr lange Zeitspannen im Operationssaal, denn selbst ein so einfacher Vorgang wie das Schließen eines Vorhofseptumdefekts (ein Loch zwischen den Herzvorhöfen) konnte einen ganzen Tag dauern. Der Patient wurde am späten Nachmittag hinausgefahren, das Ärzteteam war jedoch bis spät in die Nacht mit postoperativen Aufgaben beschäftigt. Und als Oberarzt, der im Krankenhaus wohnte, mußte ich mich außerdem die ganze Nacht bereithalten. Trotz meiner Behinderung fühlte ich mich der langen Arbeitszeit und der immensen körperlichen und seelischen Belastung gewachsen. Ich kann mich nicht erinnern, daß ich, abgesehen von meinen entzündeten Händen und gewissen Schwierigkeiten beim Gehen und Stehen, jemals ernsthaft durch die Arthritis beeinträchtigt wurde.

Schließlich kaufte ich mir Metatarsal-Einlagen für meine Schuhe, die ich im Operationssaal benutzte, um die Fußgelenke etwas vom Körpergewicht zu entlasten. Das half mir ein bißchen. Arbeiten mußte ich jedenfalls – Schmerz hin oder her. Vielleicht ahnte ich unbewußt, daß mir nur eine begrenzte Zeit zur Verfügung stand, um alles verwirklichen zu können, was mir vorschwebte.

1958 kehrte ich nach Südafrika zurück – sämtliche Einzelteile für eine Herz-Lungen-Maschine im Gepäck. Der Chefarzt der chirurgischen Abteilung vom Groote-Schur-Krankenhaus in Kapstadt war sehr daran interessiert, Operationen am offenen Herzen auszuführen. Während ich in Minneapolis war, hatten die Chirurgen hier das zwar auch versucht, allerdings mit katastrophalem Ergebnis. Ich baute dann ein Laboratorium auf, arbeitete mit einem Sauerstoffgerät, brachte dem Team bei, damit umzugehen, und bereitete das Programm für Operationen am offenen Herzen vor.

Als wir eines Tages einen Hund anästhesierten, biß mich das Tier ins Bein. Obwohl ich die Wunde sofort desinfizierte, entzündete sie sich, und es erfolgte ein fürchterlicher Ausbruch meiner Arthritis. Zum ersten Mal schmerzten meine Hände so sehr, daß es mir Schwierigkeiten bereitete, die Operationshandschuhe anzuziehen. Und wieder sah ich die alte Frau mit den verkrümmten Fingern vor mir, fragte mich erneut: Ist schon alles zu Ende? Glücklicherweise dauerte diese Verschlimmerung (ich bin mir nicht sicher, ob sie durch den Hundebiß ausgelöst wurde) nur kurze Zeit, so daß ich auch in Zukunft zunächst nur Probleme mit meinen Füßen hatte, nicht mit meinen Händen.

Die erste Operation am offenen Herzen mit der Herz-Lungen-Maschine war eine ungeheure Erfahrung, aufregend und aufreibend zugleich. Ich mußte nicht nur die Operation selbst ausführen, sondern auch ein Auge auf die Apparatur haben. Zu Beginn der Operation half ich meinen Assistenten, den Brustkorb zu öffnen und die Patientin an die Maschine anzuschließen. Dann zog ich schnell die Handschuhe aus und ging den Mechanikern dabei zur Hand, die Maschine in Gang zu bringen. Dann rasch zurück an den Operationstisch. Glücklicherweise war es eine einfache – und geglückte – Operation; die Patientin, Joanna Pick, lebt heute noch. In all der Hektik, bei dieser und ähnlichen Operationen, behinderte mich meine Arthritis eigentlich nicht sehr. Es gab Zeiten, da spürte ich kaum etwas, und dann kam aus heiterem Himmel ein heftiger Anfall, meist in einem Gelenk, nicht so häufig in den Händen. Manchmal war es ein Hüftgelenk, manchmal ein Knie, meistens aber waren es die Füße. Buchstäblich innerhalb von Minuten flammte der Schmerz auf, das Gelenk schwoll schmerzhaft an, und dann war der ganze Spuk genauso schnell wieder vorbei.

Überhaupt war die Arthritis beim Operieren selbst viel weniger störend als bei den «Nebenarbeiten», die ein Herzchirurg zu tun hat – zum Beispiel Plastikschläuche über bestimmte Verbindungsstücke stülpen. Ich entsinne mich, daß es mir so um 1967 herum, nicht lange vor der ersten Transplantation, anfing schwerzufallen, diesen Handgriff auszuführen, und ich immer meinen Assistenten darum bat. Aber als wir die erste Herzverpflanzung vorbereiteten, fühlte ich mich in keiner Weise beeinträchtigt, auch nicht während der Transplantation selbst. Vielleicht war ich einfach zu aufgeregt.

Ich erinnere mich jedoch an die Zeit, als Louis Washkansky, achtzehn Tage nach der Transplantation, starb. Ich war zu einem Fernsehauftritt in die USA geflogen, verbrachte Weihnachten in den Staaten und kam in den ersten Tagen des Jahres 1968 zurück. Dort wartete schon der britische Arzt Philip Blaiberg darauf, ein neues Herz zu erhalten. Glücklicherweise gab es einen passenden Spender, und so mußte ich Dr. Blaiberg noch am selben Abend operieren. Bei dieser Operation hatte ich Schwierigkeiten, meine Hände und Finger waren steif und schmerzten, und zwar ganz besonders schlimm, als ich die Nähte legte. Aber die Operation verlief erfolgreich, und Dr. Blaiberg war der erste Mensch, der das Krankenhaus nach einer Herzverpflanzung wieder verlassen konnte – er lebte dann noch achtzehn Monate.

Wenn ich jetzt, nach mehr als zwanzig Jahren, an das Anfangsstadium meiner Arthritis denke, sehe ich eigentlich alles klar vor mir: Ich lebte intensiv, ja hektisch, arbeitete bis zum Umfallen, erhielt hin und wieder Anerkennung und erlebte viel Aufregung und Wirbel nach der ersten Transplantation. Es gab Zeiten, und es gibt sie noch, wo der Schmerz sehr heftig war, aber irgendwie wurde ich damit fertig.

Mein Rezept? Trieb mich der Ehrgeiz an, all meine Ziele als Arzt und Wissenschaftler zu verwirklichen, eine «positive Verstärkung» also, wie der Psychologe sagen würde? Oder motivierte mich das Bild jener unglücklichen Frau aus meinen Studententagen? War sie meine «Aversionstherapie»? Aber im Grunde ist es wohl ziemlich egal, ob man nun positiv oder negativ motiviert wird; ich lernte, mit meiner Behinderung zu leben, wenn nicht gar, sie zu meistern, und die Hoffnung auf Erfolg oder wenigstens das Gefühl, nicht zu versagen, ließ mich weitermachen. Die Hoffnung ist immer noch da, und ich habe dieses Buch geschrieben, um sie mit Ihnen zu teilen.

Und darum werde ich jetzt die Rollen tauschen. Sie haben gerade ein wenig über mich als Patienten erfahren. Im nächsten Kapitel werde ich nun meinen weißen Kittel anziehen und Sie mit dem weiten Gebiet rheumatischer Erkrankungen bekanntmachen, die wir etwas grob unter den Begriffen «Arthritis» oder «Rheuma» zusammenfassen.

Was ist Arthritis?

Die meisten Leute interessieren sich eigentlich erst dann für ihren Körper, wenn irgend etwas mit ihm nicht stimmt. Das ist nur zu verständlich. Schließlich – wenn Sie in Ihr Auto steigen, es reibungslos anspringt und Lenkung und Bremsen in Ordnung sind, halten Sie es auch nicht für erforderlich, unter die Motorhaube zu schauen oder sonst irgendwo nach Defekten zu suchen. Man denkt einfach nicht darüber nach, wie etwas funktioniert – wenn es funktioniert. Um jedoch den Vergleich noch einen Schritt weiterzuführen: Wenn mit Ihrem Auto irgend etwas nicht stimmt und Sie wollen den Schaden selbst beheben, müssen Sie zumindest ein gewisses Grundwissen über das «System Auto» besitzen. Sonst kann es sein, daß Sie mit Ihrer Reparatur mehr kaputt als ganz machen. Selbst wenn man seinen Wagen einem guten Mechaniker anvertraut – dem «Auto-Doktor» –, kann es nichts schaden, über die Technik des Autos Bescheid zu wissen, damit man sofort erkennt, ob die Reparatur auch fachgerecht ausgeführt wurde, und man beim nächsten Mal den Fehler leichter findet.

Genauso ist es, wenn man unter Arthritis leidet: Man sollte etwas über die Grundmechanismen des «Systems Körper» wissen, das plötzlich nicht mehr richtig funktioniert. Gut informiert, bevor Sie mit Ihrem Arzt sprechen, werden Sie zugänglicher sein für Behandlungsvorschläge, die er Ihnen macht, genauer auf Gefahrensignale achten und, was am wichtigsten ist, das Gefühl haben, die Situation wenigstens zum Teil kontrollieren zu können.

Werfen wir also einen kurzen Blick unter die Motorhaube, sehen wir nach, wie normale Gelenke konstruiert sind, wie sie funktionieren und was mit ihnen geschieht, wenn sie erkranken.

Ein *Gelenk* ist die Verbindung zwischen zwei Knochen. Es gibt *fibröse* (aus derbem Bindegewebe beste-

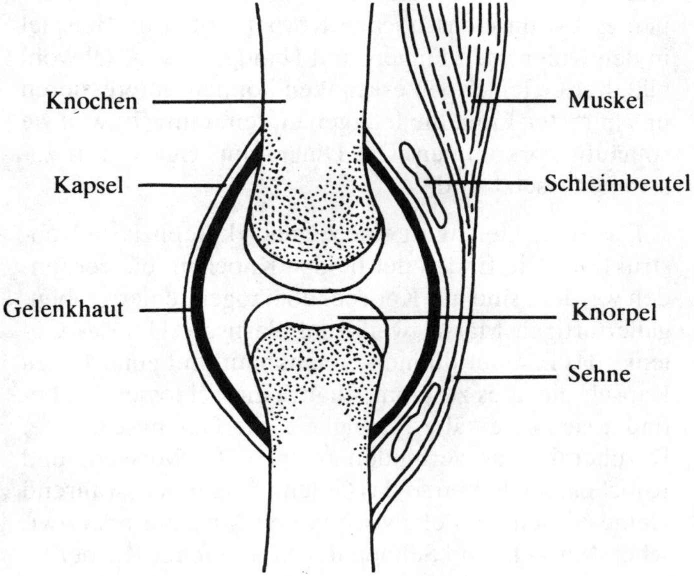

Abb. 1: Ein normales Gelenk.

hende) Gelenke, wie zum Beispiel die Verbindung zwischen dem unteren Ende des Schienbeins und dem Knöchel; *Knorpel,* wie in der Wirbelsäule, wo je eine Bandscheibe aus Knorpel zwischen den Wirbelkörpern liegt; und *echte* Gelenke – die überwiegende Zahl –, von denen es 187 im menschlichen Körper gibt, zum Beispiel in den Knien, den Finger- und Handgelenken. Obwohl alle drei Gelenktypen erkranken können, interessieren uns in erster Linie die letztgenannten, einfach, weil sie so häufig vorkommen. Das Diagramm zeigt, wie sie zusammengesetzt sind.

Das echte Gelenk ist eine ziemlich komplizierte Konstruktion. Die Enden der beiden Knochen, die verbunden werden, sind mit Knorpel überzogen, einer groben, gallertartigen Masse, weiß und elastisch. Um das Gelenk, das in einer dünnen Gelenkhaut und einer festen Kapsel, die alles zusammenhält, eingeschlossen ist, befindet sich eine zähe Flüssigkeit, die Gelenkschmiere. Darüber hinaus verbinden Sehnen die Muskeln und Knochen und halten so das Gelenk zusammen, während kleine Schleimbeutel zwischen den Muskeln oder zwischen Muskeln und Sehnen liegen, um jenes Körpergewebe zu schmieren, das sich aneinander bewegt.

Wenn man gesunde Finger, Arme oder Knie beugt, arbeitet dieses großartige System perfekt. Das Gelenk beugt und streckt sich mit einer Geschmeidigkeit und Reibungslosigkeit, der die Ingenieure mit ihren Konstruktionen seit Jahrhunderten nacheifern. Hinzu kommt, daß der Knorpelbelag als «Stoßdämpfer» funktioniert, wenn man zum Beispiel die Treppe hinunterläuft, während der Körper ständig neue Gelenkschmiere produziert, so daß sich die Knochen reibungslos bewegen können. Es ist ein autonomes, sich ständig erneuerndes System, das nach einer Verletzung gewöhnlich von selbst heilt.

Manche Gelenke sind komplizierter als andere. Denken Sie zum Beispiel an das Schultergelenk eines Tennisspielers beim Aufschlag: Der Oberarmknochen bewegt sich am Schulterblatt, das Schulterblatt bewegt sich auf den Rippen, und das Schlüsselbein bewegt sich am Schulterblatt. Der Tennisaufschlag bringt also drei verschiedene Gelenke an der Schulter ins Spiel, ganz zu schweigen von Ellbogen- und Handgelenken. Oder betrachten wir die Gelenke in der Wirbelsäule, wenn eine Kunstturnerin atemberaubende Übungen auf dem Schwebebalken ausführt. Jeder einzelne der vierundzwanzig Wirbelkörper ruht auf einer Bandscheibe, die Bewegungen nach vorwärts, rückwärts und zur Seite ermöglicht. Außerdem müssen die Gelenke einen beträchtlichen Aufprall aushalten, wenn nach einem eleganten Radschlag ein Handstand folgt und das Ganze mit einer abrupten Landung auf beiden Füßen endet. (Und bei der Wirbelsäule geht es nicht nur um den Gelenkmechanismus: Wenn die im Wirbelkanal verlaufenden Nerven des Rückenmarks verletzt werden, kann sich ein Sportler im Handumdrehen im Rollstuhl wiederfinden.)

Diese kurze Betrachtung von nur zwei Gelenktypen zeigt, wie kompliziert diese Verbindungsglieder sein können – und wie problemlos sie tagaus, tagein, allen Belastungen und Beanspruchungen zum Trotz, denen wir sie aussetzen, funktionieren. Man muß nicht Tennisspieler oder Kunstturner sein, um das würdigen zu können.

Was geht nun schief, wenn man Arthritis bekommt?

Eigentlich ist der Begriff «Arthritis», wenn auch nützlich, so doch ein wenig irreführend. Die Endung *-itis* bedeutet soviel wie «Entzündung»; strenggenommen sollte man die Bezeichnung «Arthritis» also nur auf *entzündete* Gelenke anwenden, während wir sie gern für alle Gelenkerkrankungen benutzen. Es gibt sicherlich über hundert solcher Gelenkerkrankungen (womöglich über hundertundachtzig, je nachdem, was man alles dazu rechnet), von denen keineswegs alle Arthritis sind. Zum Beispiel ist die Bezeichnung Osteoarthritis für rheumatisch-degenerative Zustände der Gelenke eigentlich falsch, denn hier handelt es sich um eine *Arthrose* (Abnutzung der Gelenke). Dann gibt es Gelenkkrankheiten, die entzündlich oder degenerativ sein können und unter dem Begriff *Arthropathie* zusammengefaßt werden. Um die Sache nicht unnötig zu komplizieren, werde ich grundsätzlich bei der Bezeichnung «Arthritis» bleiben. Um korrekt zu sein, werde ich jedoch den Begriff «Osteoarthrose» statt des gebräuchlicheren «Osteoarthritis» verwenden.

Befassen wir uns also mit diesen hundert und mehr Gelenkerkrankungen etwas näher. Man kann sie zwar auf die verschiedenste Art und Weise einteilen, ich halte die Unterteilung in folgende sechs Untergruppen jedoch für die sinnvollste:

1. Synovitis oder rheumatisch-entzündliche Erkrankung entsteht, wenn die Gelenkhaut – jenes feine Gewebe, das eine zähe Flüssigkeit, die Gelenkschmiere, absondert – sich rötet, anschwillt und dicker wird. Das Ergebnis ist ein Gelenk mit den klassischen Symptomen einer Entzündung: *calor* (Hitze), *dolor* (Schmerz), *tumor* (Schwellung) und *rubor* (Rötung). Die Entzündung hat zwei Folgen: erstens Schwellung und Schmerz, zweitens Mißbildung des Gelenks durch Zerstörung des inneren Gewebes. Die Symptome sind mir nur zu vertraut, denn Rheumatoide Arthritis ist die bekannteste Krankheit der Synovitis-Gruppe.

2. Degenerativer Gelenkrheumatismus
– das bekannteste Beispiel ist die Osteoarthrose – liegt vor, wenn sich der Knorpelbelag an den Knochenenden allmählich verschleißt, weniger widerstandsfähig und elastisch wird und sich vom Knochen ablöst. Im Extremfall verschwindet der Knorpel ganz, und Knochen reibt sich an Knochen. Das Ergebnis sind steife, schmerzende Gelenke. Das ist die «Abnutzungsform» der Arthritis, unter der vor allem ältere Menschen leiden, aber auch junge können betroffen sein, wie wir noch sehen werden.

3. Infektionskrankheiten
– die man in jedem Alter bekommen kann – werden hervorgerufen durch Bakterien in der Gelenkflüssigkeit, zum Beispiel Staphylokokken oder sogar Gonokokken (Verursacher der Gonorrhöe).

4. Probleme mit Bändern und Sehnen
führen zu Gelenkschmerzen an den Verbindungsstellen zwischen Bändern und Sehnen einerseits und dem Knochen andererseits. Männer sind eher davon betroffen als Frauen – und der wie ein Ladestock steife Rücken, die *Spondylitis ankylosans* (Bechterewsche Krankheit), ist auch keineswegs nur eine Ältere-Herren-Krankheit.

5. Gicht
ist eine Form der Arthritis, bei der sich in den Gelenken durch Harnsäureüberschuß gebildete, winzige Kristalle ablagern. Wenn sich die Kristalle festsetzen, kann es zu den quälendsten Gelenkschmerzen kommen, die man sich vorstellen kann. Gicht ist die schwerste Form dieser durch Kristallablagerungen in den Gelenken entstehenden Entzündungen.

6. Andere Formen
sind Weichteilrheumatismus und zahlreiche weitere Erkrankungen, die, strenggenommen, nicht arthritisch sind, wie zum Beispiel Muskelentzündungen und Verletzungen an Sehnen, Bändern, Kapseln oder Schleimbeuteln, die zu Tennisellbogen, Scheuerknie, steifen Schultern, Muskelrheuma, Bindegewebsentzündungen usw. führen. Oft genügen schon kleinere Überanstrengungen, um entsprechende Symptome hervorzurufen; sie sind zwar schmerzhaft, verschwinden aber nach einer Weile wieder. Es sind im Grunde keine Gelenkerkrankungen im Sinne von Rheumatoider Arthritis oder Osteoarthrose.

Das sind also die sechs Untergruppen der Arthritis. Betrachten wir nun jede für sich etwas eingehender, und beginnen wir mit der Synovitis, insbesondere der Rheumatoiden Arthritis, manchmal auch «echte» Arthritis genannt.

Mein Problem: Rheumatoide Arthritis

Es ist keine Übertreibung, wenn man sagt, daß buchstäblich Millionen Menschen auf der ganzen Welt an Rheumatoider Arthritis (RA) leiden. In den Vereinigten Staaten wird die Zahl der Erkrankten auf 6,5 Millionen geschätzt. In Deutschland, Österreich und der Schweiz rechnet man mit etwa 5 Prozent Arthritikern bzw. «an schweren rheumatischen Erkrankungen Leidenden» – das heißt, in der Bundesrepublik Deutschland sind es etwa 3000000 Menschen, in Österreich ca. 400000 und in der Schweiz ca. 300000. Außerdem sagt man, daß sich fünfmal so viele irgendwann in ihrem Leben RA zuziehen. Aus Gründen, die später noch zu erörtern sein werden, sind vor allem (etwa zu drei Vierteln) Frauen betroffen. Die Zahl der Menschen, die an Arthritis leiden, ist wirklich so groß, daß ich mir oft gedacht habe, ich hätte mein medizinisches Können und meine Kraft lieber der Rheumatologie widmen sollen als der Herzchirurgie. Es wäre weniger Glanz und Ruhm damit verbunden gewesen, aber ich hätte mehr Menschen zu helfen vermocht.

Meine RA wurde jedenfalls in den mittleren Jahren akut, was ziemlich typisch ist, obwohl es auch eine Form Juveniler Rheumatoider Arthritis (JRA) gibt. Sie unterscheidet sich etwas von der RA bei Erwachsenen, und ich werde später darauf zurückkommen.

Die Tatsache, daß RA sowohl arthritische als auch rheumatoide Symptome aufweist, könnte vermuten lassen, daß es sich dabei um eine Gelenkerkrankung handelt, die durch Kälte und Feuchtigkeit verursacht wird, wie etwa Erkältungen oder eine Grippe. Tatsächlich ist dies jedoch nicht der Fall. RA kommt genauso häufig in heißen Ländern wie den Westindischen Inseln oder meiner Heimat Südafrika vor wie in den Vereinigten Staaten, Großbritannien oder in den Staaten der ehemaligen Sowjetunion. Die Silbe «rheum» bezieht sich

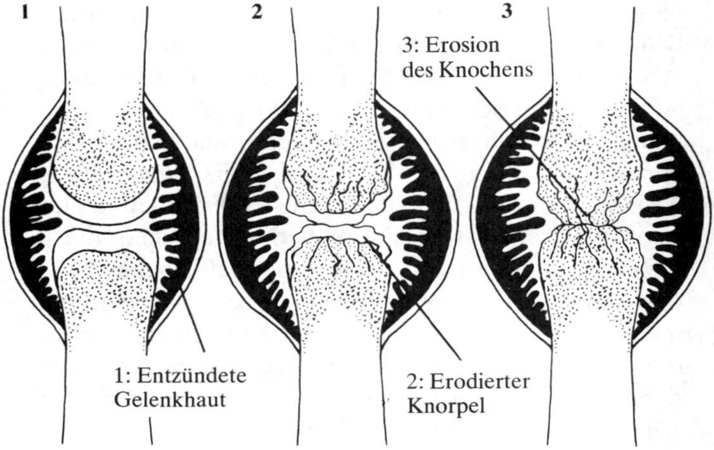

Abb. 2: Durch Rheumatoide Arthritis verursachte Veränderung in einem Gelenk. (1) Geschwollenes Gelenk und entzündete Gelenkhaut. (2) Erosion («Zerfressen») des Knorpels. (3) Verlust des Knorpels und Erosion des Knochens.

mehr auf die Steifheit, den Schmerz und die Pein im Körper, jene allgemein bekannten Begleiterscheinungen der Gelenkerkrankungen also – in etwa vergleichbar den über den ganzen Körper verteilten Symptomen bei einem heftigen Grippeanfall.

Es gibt jedoch einige umweltbedingte Spezifika. Keine Bevölkerung der Welt scheint von RA verschont zu sein, aber die Forschung hat gezeigt, daß Eskimos und auf dem Lande lebende Schwarze eine gewisse Immunität besitzen. Warum das so ist, weiß man allerdings nicht. Noch faszinierender sind vielleicht die Beobachtungen, die man unter afrikanischen Bantus gemacht hat, die vom Land in die Stadt gezogen waren. Solange sie in ihrem Dorf lebten, lag ihre Anfälligkeit für RA etwas unter dem Durchschnitt, sobald sie jedoch in der Stadt wohnten, stieg die RA-Quote unter den Bantus derart an, daß kein Unterschied mehr zur Erkrankungshäufigkeit in einem europäischen Land bestand. Das gleiche gilt übrigens auch für Erkrankungen der Herzkranzgefäße bei den Bantus. Wie ist das zu erklären? Das Fehlen der frischen Landluft? Mehr Streß? Andere Nahrung? Eine Kombination von all dem, zusammen mit weniger offensichtlichen Faktoren? Oder ist es nur eine Laune der Natur – ohne weiterreichende Bedeutung?

Viele Leute würden vermuten, daß der Streßfaktor die Schlüsselposition einnimmt, denn RA scheint wie die Koronarerkrankungen (Erkrankungen der Herzkranzgefäße) eine Zivilisationskrankheit zu sein. Es sieht so aus, als habe sie in moderner Zeit beträchtlich zugenommen. Blickt man jedoch ein wenig genauer hin, entdeckt man, daß RA bereits eine lange Geschichte hat. Im Zuge der Untersuchungen von Skeletten mexikanischer Indianer aus alter Zeit stellte man Knochenveränderungen fest, die vor Tausenden von Jahren durch Arthritis verursacht worden sein könnten. Dann haben vor kurzem vier Arthritis-Experten, ein Amerikaner und drei Belgier, anhand von Forschungen gezeigt, daß seit mindestens 350 Jahren Menschen an Arthritis leiden: Ihre medizinische Detektivarbeit begann mit dem Studium der von Peter Paul Rubens, dem großen flämischen Maler (1577–1640), in den letzten dreißig Jahren seines Lebens gemalten Bildern. Dabei entdeckten sie, daß die auf den Gemälden dargestellten Personen zum Teil die gleichen geschwollenen Hände und Handgelenke hatten wie ein Arthritiker unserer Tage. Und je später die Bilder entstanden, desto ausgeprägter zeigen die Hände der dargestellten Personen die bekannten Symptome. Könnte es sein, daß die Bilder den Prozeß von Rubens' eigener Arthritis widerspiegeln? In jüngster Zeit hat man entdeckt, daß auch andere Maler, zum Beispiel Renoir, Personen mit zunehmend mißgestalteten Händen darstellten – entsprechend der Verschlimmerung ihrer eigenen Krankheit. Sollte das bei Rubens auch der Fall gewesen sein, dann sind seine unbezahlbaren Kunstwerke zugleich auch die erste detaillierte Krankengeschichte eines Menschen, der an RA litt – Jahrhunderte, bevor sich in der streßgeplagten Welt des Industriezeitalters die Erscheinungsformen der Krankheit dramatisch veränderten.

Wenn nicht Streß, was ist es dann, was die Rheumatoide Arthritis verursacht? Wird man vielleicht mit einer genetischen Disposition für diese Krankheit geboren? Wie bereits erwähnt, scheint die RA in meinem Fall nicht in der Familie zu liegen. Doch wie so viele Dinge in der Medizin ist auch die Frage, Vererbung ja oder nein, im Hinblick auf RA nicht so einfach zu beantworten. Manche Ärzte weisen die Hypothese, daß es sich um eine ererbte Krankheit handeln könnte, strikt zurück, andere wiederum meinen, da unsere Gene alle unsere körperlichen Aspekte bestimmen, müßten sie bis zu einem gewissen, wenn auch noch so geringfügigen Grade auch für unsere Krankheiten verantwortlich sein.

Eines der faszinierendsten Projekte auf dem Gebiet der Genforschung in bezug auf Gelenkerkrankungen wurde von dem britischen Wissenschaftler John Woodrow 1981 an der Liverpool University durchgeführt. Gemeinsam mit Ärzten aus Leicester und Coventry scheint Professor Woodrow die Gene identifiziert zu haben, die eine verstärkte Disposition für RA von einer Generation zur nächsten weitergeben. Zunächst interessierte ich mich übrigens für Professor Woodrows Untersuchungen, weil sie ein Gebiet betrafen, das auch mit meiner Arbeit zu tun hat: nämlich die Gewebebestimmung. Bei einer Transplantation ist es schließlich lebensnotwendig, daß die Gewebetypen von Herzspender und Herzempfänger so weit wie möglich übereinstimmen, damit das verpflanzte Herz im Wirtskörper lebensfähig bleibt. Man weiß, daß es ungefähr fünfzig Gewebetyp-Antigene gibt, chemische Elemente an der äußeren Seite lebender Zellen, die eine Person (oder einen Typ) von einer anderen unterscheiden. Bei Herztransplantationen kommt es oft zu Komplikationen nach der Operation, wenn diese Antigene einfach nicht miteinander harmonieren.

Professor Woodrow wußte, daß der DR 4 genannte Gewebetyp-Faktor offensichtlich mit RA zu tun hatte, denn die Untersuchungen von Menschen dreier verschiedener Rassengruppen – amerikanische Schwarze, Kaukasier und Japaner – hatten ergeben, daß Leute mit DR 4 im Blut drei- oder gar viermal häufiger an RA erkranken als solche ohne DR 4. Professor Woodrow und sein Team untersuchten dann die Beziehung zwischen Rheumatoider Arthritis und dem DR-4 -Faktor bei einer weißen Bevölkerungsgruppe in England und fanden wieder, daß DR 4 auf erhöhte Anfälligkeit hindeutete.

Als man dann jedoch eine Gruppe von Indern untersuchte, entpuppte sich nicht der Faktor DR 4 als der Schuldige, sondern ein anderer Gewebetyp-Faktor: DR 1. Menschen mit diesem Faktor im Blut erkrankten überdurchschnittlich häufig an RA.

Betrachtet man beide Ergebnisse zusammen, ergibt sich in etwa folgendes Bild: DR 4 und DR 1 werden von zwei verschiedenen Genen bestimmt, beide gehören jedoch zum gleichen Chromosom. Anscheinend befinden sich alle Gewebetyp-Faktoren im gleichen Chromosom eng beieinander, von wo aus sie ihre verschlüsselten Informationen an jede Zelle weitergeben, damit die entsprechenden Antigene erzeugt werden können. In einem einfachen Chromosom liegt also die genetische Information über die Anfälligkeit für Arthritis rheumatoider Form. Und die Struktur der Gene und Chromosomen wiederum wird durch Vererbung bestimmt. Bei eineiigen Zwillingen, die identische Gene besitzen, ist das Risiko, daß sie sich beide die Krankheit zuziehen, weit größer als bei zweieiigen Zwilligen – größer, aber nicht hundertprozentig sicher. Neben den genetischen müssen also auch noch andere Faktoren eine Rolle spielen.

Es gibt zwei weitere, ernstzunehmende Theorien über die Entstehung von RA. Die eine besagt, daß die Erkrankung auf einen Fehler im Immunsystem des Körpers zurückzuführen ist, bekannt als Autoimmun-Erkrankung. Normalerweise ist das Immunsystem ein wichtiger Teil unseres natürlichen Abwehrmechanismus gegen Infektionen. Wie alle anderen Lebewesen müssen wir ständig die unwillkommenen Angriffe einer ganzen Reihe eindringender Organismen – in Form von Mikroben – abwehren, die versuchen, unseren Körper als Brutstätte zu benutzen. Unter normalen Umständen werden dann jeweils bestimmte Zellen mobilisiert, die die Angreifer unschädlich machen. Wenn zum Beispiel eine Bakterie in eine Wunde gerät, produziert der Körper ganze Armeen bestimmter weißer Blutzellen, die als

Freßzellen fungieren und alle Bakterien, die sie erreichen können, einfangen und zerstören. Jeder von uns besitzt somit riesige Heere von Antikörpern, die die ganz spezielle Aufgabe haben, eindringende Mikroben (Antigene) zu erkennen, auf sie zuzusteuern und sie anzugreifen.

So weit, so gut. Aber diese einzigartige zivile Verteidigungsorganisation bricht manchmal zusammen. Das geschieht zum Beispiel im Falle einer Allergie, wenn der Körper Antikörper gegen vollkommen harmlose Stoffe wie Blütenpollen bildet und sich gebärdet, als hätte er es mit potentiell gefährlichen Bakterien zu tun – und schon hat man den schönsten Heuschnupfen.

Außerdem gibt es eine ganze Reihe von Krankheiten, bei denen der Körper Antikörper nicht gegen fremde Eindringlinge, sondern gegen sich selbst bildet. Er behandelt sein eigenes Gewebe wie Antigene und erklärt sich selbst den Bürgerkrieg. Zu den Krankheiten, die möglicherweise auf diese autoimmunen Reaktionen zurückzuführen sind, gehören die perniziöse Anämie, Nierenerkrankungen, *Colitis ulcerosa* und – wie einige Forscher glauben – die Rheumatoide Arthritis.

Ich halte diese Theorie für sehr interessant, denn sie stimmt mit meinen Erfahrungen bei Organverpflanzungen überein. Um einer Abweisung des Spenderorgans vorzubeugen, muß der Arzt dem Patienten Medikamente zur Drosselung seiner Immunreaktion injizieren und so seine natürlichen Abwehrkräfte davon abhalten, das «fremde» Herz abzustoßen. Wenn RA eine Autoimmun-Krankheit ist, wäre eine medikamentöse Behandlung zur Unterdrückung des Immunsystems eine nützliche Therapie. Ich werde später noch auf dieses Thema eingehen, wenn ich die Medikamente behandele, die es zur Zeit für Rheumakranke gibt und die ich zum Teil selbst genommen habe.

Die andere Theorie über die Entstehung von RA vermutet als Ursache einen bis jetzt noch nicht entdeckten Virus. Auch diese Vorstellung finde ich sehr plausibel, vor allem im Hinblick auf Forschungen, die an dem berühmten Guy's Hospital in London von einem Team unter der Leitung von Dr. Rodney Grahame durchgeführt wurden. Diese Wissenschaftler gingen von der wohlbekannten Beobachtung aus, daß Menschen, die an Röteln *(rubella)* erkrankt sind, oft die gleichen Gelenkschmerzen und Schwellungen haben, wie sie bei Arthritis auftreten, und das oft wochenlang. Die Röteln nun werden durch ein Virus hervorgerufen, das monate-, oft sogar jahrelang im Körper leben kann und dort «schläft», bis es eines Tages den Wirt infiziert. Könnte es sein, daß Arthritis durch das gleiche Virus hervorgerufen wird? Und könnte es dann sein, daß eine Erkrankung an Röteln in der Kindheit Probleme mit den Gelenken in späteren Jahren zur Folge hat? Dr. Grahame entdeckte, daß sich in der Gelenkflüssigkeit von fünf Patienten mit langwieriger Arthritis tatsächlich das *Rubella*-Virus nachweisen ließ. Merkwürdigerweise hatten drei von ihnen jedoch niemals Röteln gehabt.

Das könnte bedeuten, daß Arthritis von einem *latenten* Virus verursacht wird: Statt zu Röteln in der Kindheit kommt es zu Arthritis im Erwachsenenalter. Ein beunruhigender Gedanke, daß jeder von uns Wirt für ein Virus sein könnte, das sich erst nach Jahrzehnten zu erkennen gibt, um sich dann gleich millionenfach in unseren Gelenken zu vermehren. Sollte sich diese Theorie jedoch als richtig erweisen, könnten die Gesundheitsbehörden auf der ganzen Welt ihr Impfprogramm erweitern, um gleich zwei Fliegen mit einer Klappe zu schlagen.

Meiner persönlichen Ansicht nach ist RA, genau wie die Erkrankung der Herzkranzgefäße, eine dieser komplizierten, multikausalen Krankheiten, bei denen Vererbung, Umwelt, Infektion, Immunreaktion und sogar psychologische Faktoren eine Rolle spielen können. Das hört sich vielleicht wie eine leicht beschönigende Umschreibung der Tatsache an, daß die Mediziner einfach noch nicht wissen, wodurch RA verursacht wird, und in gewisser Weise mag das auch stimmen. Andererseits hat es keinen Sinn, eine Krankheit unbedingt auf nur eine Ursache reduzieren zu wollen, wenn einfach viele Ursachen möglich sind.

In diesem Zusammenhang fällt mir ein, daß die RA ja auch eine Krankheit mit einer verwirrenden Anzahl von Symptomen ist. Ich habe mich oft gefragt, woran es wohl liegen mag, daß meine Arthritis so launisch ist. Wie aus heiterem Himmel durchzucken mich plötzlich heftige Schmerzen infolge eines Entzündungsanfalls in Hand oder Fuß, und gleich darauf scheint alles wieder auf ganz natürliche, anscheinend willkürliche Weise abzuklingen. Selbstverständlich tue ich etwas gegen den Schmerz und gegen die Entzündung, dennoch gibt es da eine geheimnisvolle Unberechenbarkeit – so sieht es jedenfalls aus –, die es unmöglich macht, Zeitpunkt und Stärke des nächsten Anfalls vorauszusagen. Für mich, wie für jeden Arthritiker, ist das ein ziemliches Problem.

Die Veränderung der RA-Symptome im Laufe des Tages wurde von einem Team aus englischen und westdeutschen Rheumatologen und Hämatologen systematisch untersucht. Die Wissenschaftler gingen aus von der Erfahrung der Arthritis-Patienten, daß viele Symptome nachts und nach dem Erwachen am Morgen besonders schlimm sind – die Gelenke scheinen steifer und die Kraft in den Händen schwächer zu sein. Nun haben die Menschen, so wie eine Reihe anderer lebender Organismen, ein angeborenes Zeitgefühl, auch Körperuhr genannt oder, korrekter, Circadiem-Rhythmus (vom lateinischen *circa* = ungefähr und *dies* = Tag). Viele unserer natürlichen Funktionen scheinen zu einem nicht geringen Teil durch diesen eingebauten Vierundzwanzig-Stunden-Chronometer reguliert zu werden, wobei Schlafen und Wachen zu den bekanntesten gehören.

Das englisch/deutsche Team überlegte nun, ob die Veränderungen der RA-Symptome im Laufe eines Tages nicht irgendwie durch einen Körperuhr-Mechanismus diktiert oder zumindest beeinflußt sein könnten. Also wählten sie zehn Patienten mit RA aus und beobachteten deren Symptome vierundzwanzig Stunden lang. In diesem Zeitraum entnahmen sie immer wieder Blutproben und stellten Schmerzmessungen an. Als die Ergebnisse analysiert wurden, erwies sich, daß zwischen zwei und vier Uhr morgens die Gelenke besonders steif und die Kraft in den Händen am schwächsten waren, während um vier Uhr nachmittags die bestmögliche physische Verfassung der Arthritiker zu verzeichnen war.

Zunächst dachten die Ärzte, daß die Ruhestellung der Patienten in der Nacht eine Ansammlung von Flüssigkeit im Gelenkgewebe zur Folge haben könnte. Diese Annahme mußten sie jedoch fallenlassen, denn jene Patienten, die bettlägerig waren und sich praktisch Tag *und* Nacht nicht bewegten, zeigten die gleichen Symptome. Eine andere Erklärung war, daß der Entzündungsprozeß selbst – die biochemische Abnormalität in der Blutbahn – Veränderungen im Tagesverlauf unterworfen ist, vor allem wenn die Betroffenen entzündungshemmende Medikamente bekamen, wie es bei diesen zehn Personen der Fall war.

Ich selbst habe erst seit etwa zwei Jahren nachts so starke Gelenkschmerzen, daß ich oft nicht schlafen kann. Ich weiß jedoch, daß der frühe Morgen bei vielen Krankheiten eine kritische Zeit ist. Der Körper scheint auf einer Art «Tiefstand» zu sein. Viele Todesfälle in den Krankenhäusern treten in diesen Stunden ein, so auch der von Louis Washkansky, meinem ersten Transplantations-Patienten, der bei Tagesanbruch starb.

Was auch immer die Erklärung sein mag, sicher ist, daß diese plötzlichen, qualvollen Schmerzausbrüche in den Gelenken ein völlig normaler, wenn auch rasend machender Vorgang bei der RA sind – genauso wie die schmerzfreien Phasen danach. Diese Symptomschwankungen sind jedoch nicht nur verwirrend für den Patienten, sondern auch für den Arzt, wenn er die Wirksamkeit der von ihm verschriebenen Medikamente überprüfen muß. Je nachdem ob er den Betreffenden gerade in einer guten oder einer schlechten Phase erlebt, kann er zu einer ganz verschiedenen Beurteilung der therapeutisch notwendigen Maßnahmen kommen.

Diagnose der Rheumatoiden Arthritis und Prognose ihres Verlaufs

Wie wir schon gesehen haben, sind Schwellung und Schmerz – *tumor* und *dolor* – die Schlüsselsymptome der Entzündungskrankheiten im allgemeinen und der Arthritis im besonderen. Ihretwegen sah ich mich seinerzeit schließlich gezwungen, den Rheumatologen in der Mayo-Klinik aufzusuchen. Er führte eine Reihe von Tests durch, bevor er zu seiner für mich zunächst niederschmetternden Diagnose kam.

Bevor wir auf diese Tests etwas näher eingehen wollen, sei noch mal für alle Überängstlichen gesagt, daß nicht jeder vorübergehende Schmerz im Fuß, verursacht zum Beispiel durch zu langes Stehen auf hohen Absätzen, gleich Arthritis oder Schlimmeres sein muß. Umgekehrt kann ein einfacher Test Ihnen soweit Aufschluß geben, daß Sie merken: Der Schmerz, den ich fühle, sollte näher untersucht werden. Der berühmte Arthritis-Experte Dr. Frank Dudley Hart* drückt den Sachverhalt sehr treffend aus, wenn er schreibt:

* Die bibliographischen Angaben der erwähnten oder zitierten Werke sind dem Literaturverzeichnis S. 207f. zu entnehmen.

> Der phantasielose Stoiker findet sich oft klaglos mit Symptomen ab, die sich später als erste Anzeichen Rheumatoider Arthritis herausstellen, während der ängstliche Hypochonder wegen einer eingebildeten Krankheit die Qualen des Verdammten leidet, die sich dann als einfacher entzündeter Ballen entpuppt. Die frühen Symptome einer Krankheit können oft falsch gedeutet werden, selbst von Experten. Welche Chance hat daher der uninformierte Patient, die Sache richtig zu erkennen?

Ja, welche? Selbst ein Arzt kann Anzeichen und Symptome mißdeuten, wie ich selbst feststellen mußte, als ich vor ein paar Jahren einmal einen hartnäckigen Husten hatte, begleitet von einigen klassischen Symptomen einer Herzerkrankung: Kurzatmigkeit, ständige Müdigkeit usw. Oder – vielleicht habe ich ja auch Lungenkrebs? dachte ich. Wochenlang schleppte ich diesen elenden Husten mit mir herum, bis ich schließlich einen befreundeten Arzt konsultierte, der Asthma diagnostizierte. Große Erleichterung und wieder einmal die Bestätigung dafür, wie schwierig es ist zu erkennen, was einem wirklich fehlt. Allen möglichen Mißdeutungen zum Trotz hier nun ein paar typische Anzeichen für Arthritis im Frühstadium:

1. Steifheit und Schmerzen am frühen Morgen

2. Empfindlichkeit der Fußsohlen und -ballen beim Gehen

3. Schwellungen und Entzündungen an Fingern und Handgelenken (diese Schmerzen in den Fingern treten übrigens oft als erstes auf)

4. Eingeschränkte Bewegungsfähigkeit sowie Schwel-

lungen an Schultern, Ellbogen und Kniegelenken (gewöhnlich nicht an den Endgelenken der Finger)

5. Ein allgemeines Gefühl der Abgeschlagenheit, verbunden mit Gewichts- und/oder Appetitverlust
6. Die obengenannten Symptome dauern mindestens sechs Wochen lang an

Damals in der Mayo-Klinik machte der Rheumatologe einige Tests mit mir, nachdem er während der ersten Untersuchung bereits seine Vorabdiagnose stellte, als ich den eben aufgeführten «Sechs-Punkte-Katalog» jeweils «positiv» beantworten mußte.

In der Mayo ist man gründlich mit den Untersuchungen. Zuerst wird eine Blutprobe entnommen, um eine Blutsenkung zu machen. Dabei wird die Zeit bestimmt, in der sich die Erythrozyten, die roten Blutkörperchen, in einer Blutkörperchensäule in einem Reagenzglas senken. Je schneller sie das tun, desto akuter ist eine Krankheit. Die Bestimmung der Blutsenkung ist also eine Art Index vor allem für Entzündungskrankheiten, einschließlich RA, und übrigens auch für rheumatisches Fieber.

Ein zweiter Test war der sogenannte Latex-Rheumafaktor-Test, bei dem das Vorhandensein des Rheumafaktors oder Antikörpers im Blut untersucht wird. Ist das Ergebnis «Serum positiv», so ist die Aussicht weniger günstig als bei «Serum negativ», wie es bei meiner Diagnose der Fall war. Obwohl mir in jenem Moment die Auskunft «seronegativ» enorm half, weil sie mir Hoffnung gab, heißt dieses Testergebnis unter Umständen auf Dauer wenig, da es nicht ungewöhnlich ist, daß ein negatives Ergebnis später in ein positives umschlägt. Wahrscheinlich ist das sogar meistens so, denn vier von fünf RA-Patienten haben schließlich einen positiven Serumfaktor.

Nach diesen beiden Anfangstests führten die Mayo-Ärzte weitere Untersuchungen durch. Sie entnahmen ein wenig Gelenkflüssigkeit, um das entzündete Zellgewebe unter dem Mikroskop zu prüfen und gleichzeitig nach etwaigen infektiösen Bakterien zu suchen. Sie machten einen Antinuklear-Antikörper-Test, einen «Total Complement»-Test und einen Immunoelektrophorese-Test. Alles, um festzustellen, ob es sich bei meinem Gelenkproblem um RA handelte oder um irgendeine andere Erkrankung, die, oberflächlich gesehen, ähnliche Symptome bildet. Natürlich wurden auch Röntgenaufnahmen gemacht, um zu sehen, bis zu welchem Grad Knochen und Knorpel bereits angegriffen waren. In diesem frühen Stadium zeigte sich da noch nichts Ungewöhnliches, was üblich ist, selbst wenn die RA sehr schwer ist.

Gleichzeitig mit der Diagnose stellte der Mayo-Rheumatologe – auf mein Drängen hin – seine Prognose, die ich damals geradezu als «Begnadigung» empfand.

Tatsächlich war mein Fall nichts Besonderes in dieser Hinsicht. Der Mayo-Arzt sagte mir, daß wahrscheinlich nur einer von sechs RA-Patienten durch die Krankheit verkrüppelt oder entstellt wird, und nur bei einem von zehn führt sie zu schwerer Invalidität. Schätzungen haben ergeben, daß generell die Aussichten für RA-Patienten keineswegs so trübe sind. Zwanzig Prozent – einer von fünf – werden wieder völlig gesund, ohne irgendwelche dauernde Gelenkschäden. Weitere zwanzig Prozent behalten nach ihrer Wiederherstellung nur geringfügige Gelenkmißbildungen zurück, während fünfzig Prozent ständig unter Schmerzen und Entzündungen unterschiedlicher Stärke leiden. Kurz gesagt: Wir alle, denen man die Diagnose «RA» stellt, haben eine Chance von fünfzig zu fünfzig, in unserem weiteren Leben relativ unbehelligt von der Krankheit zu bleiben. In nicht geringem Maße wird das Resultat von der angewandten Behandlung und der Wahl der Mittel abhängen, die eingenommen werden. Das machte man mir in der Mayo-Klinik eindeutig klar – ein Grund mehr für mich, schließlich doch hoffnungsvoll in die Zukunft zu schauen.

Bevor wir uns jedoch mit der Behandlung von RA befassen, sollten wir uns noch mit einigen der anderen rund hundert Arthritis-Leiden beschäftigen, die ich weiter oben bereits erwähnt hatte.

Juvenile Rheumatoide Arthritis (JRA)

Ein letztes Wort jedoch noch zur RA. In meinem Fall begann die Krankheit in den mittleren Jahren. Es gibt jedoch – überraschenderweise vielleicht für viele, die RA mit fortgeschrittenem Alter in Verbindung bringen – eine Form der RA, die auch Kinder bekommen können. Allerdings ist Juvenile Rheumatoide Arthritis (JRA) glücklicherweise sehr selten. Vier von fünf anscheinend «rheumatischen» Beschwerden bei Kindern stellen sich als etwas weniger Ernsthaftes heraus. Dennoch wird die Zahl der an JRA erkrankten Kinder allein in Großbritannien auf etwa 12000 geschätzt.

Der Begriff «Juvenile Rheumatoide Arthritis» ist übrigens etwas irreführend, denn er legt nahe, daß Symptome, Behandlung und Krankheitsverlauf der «ausgewachsenen» RA sehr ähnlich sind. Kinder mit Arthritis haben jedoch ganz andere Probleme, und ihre Aussichten auf Genesung sind viel besser als die von Erwachsenen. Auch bei der JRA gibt es verschiedene Formen der Erkrankung. Am häufigsten denkt man dabei an die Stillsche Krankheit, so genannt nach dem englischen Arzt Frederic Still, der die Symptome beschrieb, die er bei seinen kleinen Patienten im Kinderkrankenhaus an der Great Ormond Street in London feststellte. In jedem Fall erholen sich jedoch siebzig Prozent aller jugendlichen Erkrankten, selbst sehr kleine Kinder, wieder gut. Ich habe es immer für sehr wesentlich gehalten, daß Kindern mit RA eine ganz spezielle Behandlung zuteil wird, und werde mich weiter unten noch eingehender mit diesem Thema befassen.

Wenden wir uns aber nun den anderen Formen der Arthritis zu, die außer der RA bei Erwachsenen vorkommen.

Andere Formen der Arthritis

Neben der Synovitis-Gruppe, zu der die RA gehört, sind dies:

Degenerative Arthritis (z. B. Osteoarthrose)
Infektiöse Arthritis
Bänder- und Sehnen-Arthritis
Durch Ablagerung von Harnsäurekristallen in den Gelenken verursachte Arthritis (z. B. Gicht)
Andere Formen, einschließlich Weichteilrheumatismus

Die degenerativen Formen müssen wir natürlich ganz oben auf unsere Liste setzen, weil dazu die Osteoarthrose gehört: Das sind jene Gelenkprobleme, mit denen so viele Menschen zu tun haben, wenn sie älter werden.

Osteoarthrose (OA) – Degenerativer Gelenkrheumatismus

Betrachten Sie bitte die Abbildung «Degeneration des Knorpels», samt dem vergrößerten Ausschnitt. Man sieht genau, wie dieses zähe, knorpelige Material sich buchstäblich abgenutzt hat, so daß sich Knochen an Knochen reibt wie bei einem ungenügend geschmierten Kugellager: Das Knorpelmaterial hat seine Elastizität verloren und bietet den Knochen des Gelenks keine geschmeidige «Polsterung» mehr. Im schlimmsten Fall nutzt sich der Knorpel vollkommen ab. Manchmal kommt es vor, daß sich die ungeschützten Knochen derart aneinander reiben, daß sie ihre eigene Oberfläche abschleifen und dadurch das Gelenk wieder beweglich machen. Meistens ist es jedoch so, daß Knorpelverlust auch Verlust der Beweglichkeit bedeutet.

Fast jedes medizinische Nachschlagewerk nennt als Ursache für OA die normalen, allgemeinen Verschleiß-

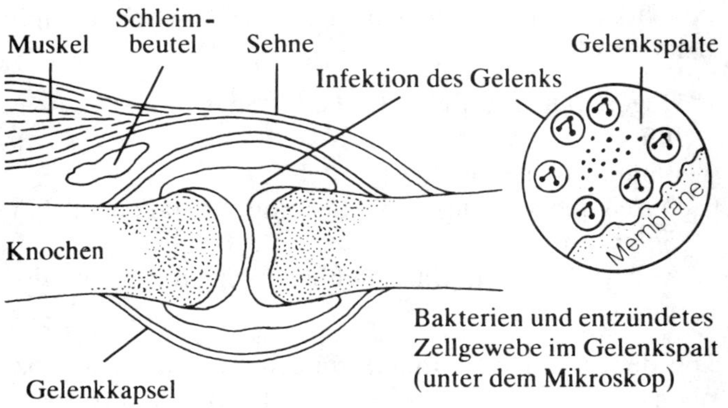

Abb. 3: Knorpeldegeneration: Verschleiß des Gelenkknorpels.

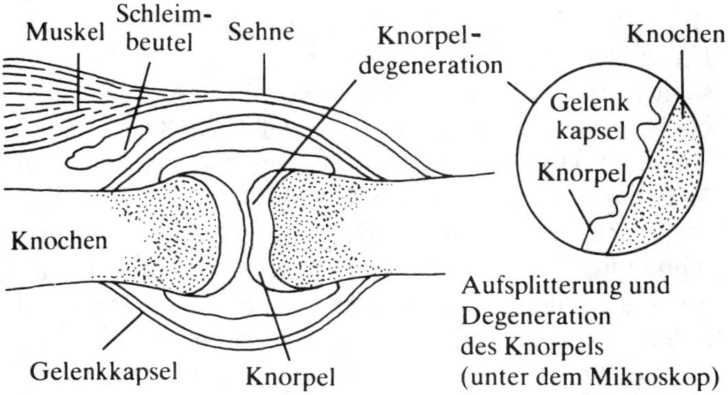

Abb. 4: Infektion der Gelenkspalte.

erscheinungen. Am anfälligsten dafür sind jene Gelenke, die am stärksten beansprucht werden. Beine, Hüften und Wirbelsäule können zum Beispiel extremer Belastung durch schlechte Haltung oder Verletzungen ausgesetzt sein. Ein Gelenk, das schon einmal operiert wurde, ist gefährdeter als andere. Doch ist OA nicht ausschließlich eine Krankheit der «alten Leute». Natürlich sind Schmerzen und Steifheit in den Gelenken eher ein Problem der älteren Jahrgänge, so etwa ab der Lebensmitte, und ein Siebzigjähriger hat eher knotige Knie- oder Fingergelenke als jemand, der dreißig Jahre jünger ist. Unter den schätzungsweise fünf Millionen, die in Großbritannien an OA leiden (vermutlich doppelt so viele in den USA), sind jedoch verhältnismäßig viele jüngere Leute in den Zwanzigern und Dreißigern.

Aus einer interessanten Untersuchung, die in England von Juliet Rogers, Iain Watt und Paul Dieppe von der Bristol Royal Infirmary durchgeführt wurde, geht hervor, daß OA schon seit langer Zeit ein Problem für fast alle Altersgruppen ist. Beweismaterial dafür fanden die Forscher im Zuge von Ausgrabungen mittelalterlicher und sächsischer Gräber im Westen Englands: Die Knochen der dabei entdeckten Skelette wurden geröntgt, und man stellte fest, daß Arthrose, besonders an Hüften und Schultern, zur Sachsenzeit und im Mittelalter überhaupt bei Zwanzig- bis Fünfzigjährigen in England weit verbreitet war. Wir betrachten diese Verschleißerscheinungen oft als eine Zivilisationskrankheit, aber die drei Forscher kamen anhand ihrer Untersuchungen zu dem Schluß, daß «Arthritis für unsere Vorfahren ein genauso großes Problem war wie für uns heute».

Nach Ansicht der Rheumatologin Dr. Anne Nicholls beweist die praktisch weltweite Verbreitung der OA unter älteren Menschen nicht, daß Alter und Verschleiß allein als Ursachen für die Krankheit betrachtet werden können – offensichtlich spielen auch rassische Unterschiede eine Rolle beim Auftreten der OA. So ist zum Beispiel die OA-Quote in Leigh, Grafschaft Lancashire, signifikant hoch, während sie in der finnischen Stadt Heinola ausgesprochen niedrig ausfällt. Außerdem könnte, meint Dr. Nicholls, Arthrose auch etwas mit dem Stoffwechsel zu tun haben, da Menschen mit bestimmten Stoffwechselstörungen für die Krankheit anfälliger zu sein scheinen als andere. Darüber hinaus läßt sich noch eine gewisse Familiendisposition erkennen. Wenn man alle diese Punkte zusammennimmt, so schließt Dr. Nicholls, könnten sowohl Vorkommen als auch Verbreitung der OA genetisch bestimmt sein. Andere, äußere Faktoren in bezug auf die Verschleißerscheinungen sind ohne Zweifel von Bedeutung, bis zu einem bestimmten Grade jedoch (wie weit, ist schwer zu sagen) scheinen wir einfach mit einer Veranlagung für Arthritis geboren zu werden. Lange bevor wir überhaupt unsere Gelenke zu belasten beginnen, sind die Würfel schon gefallen.

Auch die Hormone scheinen ein Wörtchen mitzureden. Arthrose tritt nämlich bei Frauen offensichtlich häufiger auf als bei Männern und wird oft um die Zeit des Klimakteriums zum Problem, wenn größere hormonelle Veränderungen einsetzen. Es ist, als ob die natürliche Reduktion der weiblichen Hormonproduktion, die das Ende der Gebärfähigkeit anzeigt, gleichzeitig zu Schwierigkeiten mit den Gelenken führt, vor allem wenn dann noch Stöße oder Verletzungen selbst geringfügiger Art hinzukommen.

Was auch immer die Ursache für OA sein mag – und ich neige zu der Annahme, daß der Ursachen viele sind, eine Kombination verschiedener Faktoren –, ihre Symptome sind uns nur zu vertraut. Wie oft haben wir nicht einen älteren Menschen mit knotigen, verdickten Fingergelenken gesehen? Diese harten Verdickungen oder Knoten (bekannt als Heberden-Knoten) bilden sich an den Gelenken, wenn sich die Knorpel zersetzen. Am Anfang spürt man vielleicht nur ein kleines Prickeln oder einen Reiz in den Fingerendgelenken, begleitet von leichten Schwellungen und etwas Steifheit, hat gewöhnlich jedoch keine starken Schmerzen. Aber die Beherrschung der Fingerbewegungen läßt zu wünschen übrig, besonders bei Feinarbeiten. Und allmählich entwikkelt sich das Prickeln zu einem quälenden Schmerzgefühl, vor allem wenn die Hände stark in Anspruch genommen sind, sei es nun beim Scheuern des Fußbodens oder beim Klavierspielen. Auch das Daumengrundgelenk kann betroffen sein. Nach einiger Zeit schmerzen die Gelenke dann bei bloßer Berührung, und das Prikkeln ist zu einem ausgesprochen unangenehmen Dauerzustand geworden.

Es ist möglich, daß sich die schmerzhaften Knoten im Laufe der Jahre auf weitere Fingergelenke ausdehnen und auch andere Gelenke davon betroffen werden. Manchmal, wenn auch selten, tritt bei Frauen in mittleren Jahren ein paar Wochen lang eine Gelenkschwellung auf und verschwindet dann wieder, ohne eine bleibende Behinderung zu verursachen.

Wenn wir die anderen Gelenke des Körpers betrachten, so sind auch da die bekannten, charakteristischen Symptome Schmerzen, Steifheit, Verdickung und mehr oder weniger starke Beeinträchtigung der Beweglichkeit. Der große Zeh wird wie der Daumen am Grundgelenk knubbelig, was gewöhnlich zwar nicht viel Schmerzen verursacht, aber zum Problem wird, wenn es auf die anderen Zehen übergreift, eine Erkrankung, die unter dem Namen *Hallux valgus* bekannt ist. Spätestens von diesem Zeitpunkt an muß man seine Vorliebe für enge Schuhe, vor allem aber für hohe Absätze wohl aufgeben, wenn man sich einigermaßen ungehindert bewegen will.

Wenn man Glück hat, beschränkt sich OA auf Daumen, Finger und großen Zeh. In diesem Fall ist die Krankheit – mit den Worten von Dr. Frank Dudley Hart – zwar «eine Plage, aber nichts Ernstes, und beeinträchtigt, wie Osteoarthrose in jedem anderen Körperteil, Ihren gesundheitlichen Allgemeinzustand und Ihre Versicherungspolice nicht». Immerhin, fährt Dr. Hart fort, «können einen diese quälenden Schmerzen beträchtlich aus dem Gleichgewicht bringen und normales Leben und Arbeiten empfindlich stören». Positiv dagegen ist, daß OA, ein praktisch weltweit verbreitetes, chronisches Leiden, nur wenige zum Krüppel macht, und noch weniger Betroffene müssen sich überhaupt irgendeiner Behandlung unterziehen.

Natürlich kann Osteoarthrose nicht nur Hände und Füße angreifen, sondern auch andere Gelenke. Das meist stark belastete Knie ist da sehr anfällig, und auch hier sind die Symptome Verdickung und Versteifung. Es können dabei Gelenkergüsse auftreten, sehr plastisch als «Wasser auf dem Knie» bezeichnet. Eine unschöne Folge des arthritischen Knies – abgesehen von der Behinderung beim Gehen – ist, daß man O- oder X-Beine bekommt. Ich kann sehr gut verstehen, daß manche der Erkrankten vor allem über dieses äußerlich entstellende Symptom besonders unglücklich sind, zumal wenn man auch noch die eine oder andere spöttische Bemerkung über sich ergehen lassen muß. Wenn ich morgens vor dem Krankenhaus aus dem Auto steige, habe ich immer Angst, von Freunden und Kollegen an einem schlechten, besonders «steiffüßigen» Tag erwischt zu werden. Das bringt mich aus der Fassung. Um ehrlich zu sein, ich war immer ziemlich stolz auf meinen Körper und darauf, wie ich ihn beim Sport oder als Chirurg bei der Arbeit einsetzen konnte. Wenn man nun sieht, wie ich über den Parkplatz, die Treppen hinauf und die Krankenhauskorridore entlanghumpele, so macht mich das ganz rasend. Also beiße ich die Zähne zusammen und lächele mich durch, wenn ich vier oder fünf Stockwerke zu Fuß hinaufgehe und den Lift verschmähe.

Nachdem ich jahrelang dieses Versteckspiel aufrechterhalten habe, sehe ich heute das Ganze gelassener. Alles in allem genommen, habe ich wahrscheinlich der (möglichen) Reaktion der Leute auf Anzeichen meiner Krankheit viel zu viel Bedeutung beigemessen und würde jedem raten, da keine größeren Täuschungsmanöver zu veranstalten. Nicht, daß man sofort nach der Diagnose das Handtuch werfen und sich fortan als Invalide fühlen und wie ein solcher verhalten sollte, aber das Unvermeidliche akzeptieren sollte man schon.

Zum Beispiel kann es bei Erkrankung an OA vorkommen, daß bis dato «unauffällige» Kniescheiben plötzlich seltsame Laute von sich geben, ein knackendes, reibendes Geräusch. Es hört sich allerdings gefährlicher an, als es meist ist, und muß einen nicht weiter beunruhigen. Man sollte aber auch nicht versuchen, das Knie nun möglichst ruhig zu halten, damit man nicht unangenehm auffällt. Man ärgert sich dann nur unnötig und fühlt sich voller Bitterkeit als armes Opfer. Ich kann ein Lied davon singen! Außerdem scheint es die Schwierigkeiten mit den Gelenken paradoxerweise zu verschlimmern, wenn man die Symptome zu verheimlichen sucht. Das hängt wahrscheinlich mit einem psychologischen Mechanismus zusammen; wenn wir unseren Schmerz immer nur in uns hineinfressen, steigern wir ihn noch.

Angenommen zum Beispiel, die Krankheit beeinträchtigt die Beweglichkeit Ihrer Hüfte – auch ein belastetes Gelenk, das für Arthrose anfällig ist –, dann könnten Sie es in fortgeschrittenem Stadium der Krankheit angenehmer finden, mit einem Stock zu gehen. Wäre das so schlimm? Schließlich ist so ein Stock doch nur ein Hilfsmittel zur Fortbewegung – wie ein Bus oder ein Gepäckkarren. Natürlich können Sie den mühsameren Weg wählen und stets, bei Regen und Sonnenschein, zu Fuß gehen oder sich so mit Ihren Koffern abmühen. Vernünftiger jedoch ist es, wenn man es sich gegebenenfalls etwas leichter macht. Betrachten Sie den Spazierstock genauso – nicht als ein Zeichen von Schwäche, sondern als Mittel zum Zweck, das Sie anwenden, wenn es *Ihnen* paßt.

Wie erkennt man nun, ob schmerzende Gelenke ein Anzeichen für Arthrose sind oder eher für, sagen wir, Synovitis? Nun, zunächst einmal sind die Schmerzen lokal begrenzt und die Symptome spezifisch. Die meisten Arthritiker fühlen sich allgemein abgeschlagen und unwohl, vor allem wenn die Schmerzen wiederholt auftreten. Anders als der Patient mit Rheumatoider Arthritis hat der Arthrose-Patient jedoch keine Schmerzen am ganzen Körper, die Beschwerden konzentrieren sich auf ein oder mehrere bestimmte Gelenke.

Ihr Arzt hält vielleicht eine eingehendere Untersuchung für erforderlich. In diesem Fall ist eine Röntgenaufnahme angezeigt, um zu sehen, in welchem Maße der Gelenkmechanismus bereits degeneriert ist – wie weit zum Beispiel der Gelenkspalt verengt ist. Diese Aufnahmen von den Gelenken können jedoch irreführend sein, da Strukturabweichungen weit verbreitet sind. Mit anderen Worten, man könnte Röntgenaufnahmen von Gelenken gesunder Menschen machen, die so aussehen, als sei da etwas nicht in Ordnung. Aufschlußreich ist jedoch das Vorhandensein kleiner Knochenneubildungen, der Osteophyten, die sich gerne entwickeln, wenn die Knorpelmasse degeneriert ist. Je mehr Osteophyten man findet, desto weiter fortgeschritten ist die Zerstörung der Knorpelmasse.

Da Arthrose in erster Linie eine lokale, degenerative Erkrankung ist, gibt eine Blutuntersuchung wenig Aufschluß; es sei denn, um alle anderen Arthritisformen oder überhaupt andere Krankheiten, die Veränderungen des Blutbildes bewirken, auszuschließen.

Ich habe weiter oben erwähnt, daß Arthrose manchmal bei Menschen auftritt, die ihre Gelenke aus diesem oder jenem Grunde überlastet haben, während bei der Mehrzahl der Erkrankten die Beschwerden aus dem Nichts aufzutauchen scheinen. Die Ärzte unterscheiden daher auch zwischen dieser letzteren Form, die sie «primäre Osteoarthrose» nennen, das heißt, die Ursache für die degenerative Veränderung ist unbekannt, und dem ersteren Typ, der als «sekundär» bezeichnet wird.

Wenn Sie einen Unfall oder irgendeine andere Verletzung erlitten haben, könnte dies zu einer sekundären Arthrose führen, wenn dadurch entweder die Oberfläche der Gelenkknochen oder deren Stellung zueinander beschädigt bzw. verändert wurde. Das gleiche trifft zu, wenn man mit einer Hüftdeformation geboren wurde, die eo ipso eine Überlastung des Gelenks darstellt. Oder wenn man sich eine Krankheit zugezogen hat, die die mechanische Leistungsfähigkeit des normalerweise gut funktionierenden Gelenks beeinträchtigt. In allen solchen Fällen sekundärer Arthrose sind logischerweise wiederum jene Bereiche am meisten gefährdet, die am stärksten belastet werden. Jogger etwa, die auf hartem Boden laufen, fordern meiner Meinung nach Gelenkbeschwerden geradezu heraus.

Als warnendes Beispiel für Arthrose, hervorgerufen durch falsche Haltung, kann ich mich selbst anführen. Bei einem Autounfall – der Wagen schoß plötzlich wie aus dem Nichts auf mich zu und schleuderte mich über die ganze Straße – brach ich mir elf Rippen, und meine Lunge wurde verletzt. Als ich wieder aus dem Krankenhaus kam, gewöhnte ich mir an, leicht seitwärts geneigt zu gehen, um die Beschwerden erträglicher zu machen. Die Gewohnheit blieb und mit ihr die schiefe Haltung. Meine Wirbelsäule reagierte darauf, indem sie sich verschob, was wiederum zu durch Haltungsfehler verursachten arthritischen Schmerzen im Rücken führte. Wenn Sie also vorübergehend gezwungen sein sollten, Ihre Haltung aus irgendeinem Grund zu ändern, versuchen Sie, so bald wie möglich wieder aufrecht zu gehen.

Starke Beanspruchung der Gelenke verursacht nicht notwendigerweise Arthrose, macht nicht einmal unbedingt anfällig dafür. Untersuchungen bei Menschen, die aufgrund ihres Berufs ihre Gelenke schweren Belastungen aussetzen müssen, haben da keineswegs klare Zusammenhänge ergeben. Schmerzen in einem Gelenk sollten deshalb auf keinen Fall von vornherein Anlaß für Sie sein, es besonders zu schonen. Es gibt sogar Anhaltspunkte dafür, daß Gelenkbeschwerden eher bei Menschen auftreten, die relativ unbeweglich sind. Mäßigung ist also die Devise, nicht Verzicht.

Infektionen im Gelenk

In den Spalt zwischen den beiden Gelenkknochen können manchmal infektiöse Mikroorganismen in Form von Bakterien eindringen. Praktisch jede Bakterie, die der medizinischen Wissenschaft bekannt ist, kann Gelenkbeschwerden verursachen. Die verbreitetsten sind die Staphylokokken, kugelige Bakterien, die nicht einmal ein tausendstel Millimeter groß sind, dann Gonokokken, besser bekannt als Erreger der Geschlechtskrankheit Gonorrhöe, sowie die Tuberkelbazillen, die Auslöser der Tuberkulose. Dieser Liste der Hauptübeltäter kann noch eine Reihe weiterer hinzugefügt werden, einschließlich der Syphilis-Spirochäten und der Pneumokokken, die beide gewöhnlich mit anderen Leiden in Zusammenhang gebracht werden als mit Arthritis.

Das Eindringen der Bakterien in den Gelenkspalt geschieht rasch und erfordert eine ebenso rasche Behandlung mit Antibiotika. Wenn eines Ihrer Gelenke innerhalb weniger Stunden zu einem heißen, roten, schmerzhaften, ballonähnlichen Gebilde anschwillt, gehen Sie sofort zum Arzt. Nicht nur, daß dort möglicherweise nistende Bakterien das Gelenk für immer beschädigen können, das Übel kann auch auf andere Körperteile übergreifen. Natürlich ist ein 100prozentiger Schutz vor einer Infektion nicht möglich, aber eine schnelle Reaktion im Falle eines Falles kann entscheidend sein, denn, wie Dr. Hart es ausdrückt: «Wenn man eine Infektion in ihrem Anfangsstadium gleich unter Kontrolle bekommt, so kann das den Unterschied bedeuten zwischen einer langwierigen Krankheit und rascher Genesung.»

Eine Infektion der Gelenke kann auch als Nebeneffekt einer anderen Infektion im Körper auftreten, wenn gefährliche Bakterien mit dem Blutkreislauf in die Gelenkspalte geraten. Unter bestimmten Umständen werden einige Menschen leichter zur Beute infektiöser Bakterien als andere – zum Beispiel ein Herztransplantations-Patient, der Medikamente zur Herabsetzung des körpereigenen Abwehrsystems erhalten hat. Im allgemeinen ist jedoch das Kommen und Gehen von Bakterien eher eine Sache des Zufalls.

Die schlimmste infektiöse Arthritis sah ich vor Jahren als Medizinstudent im Kniegelenk eines jungen Mannes, eines leidenschaftlichen Rugbyspielers. Während eines Spiels wurde er hart angegriffen, und die Zähne seines Gegenspielers gruben sich ungewollt in sein Knie. Damals gab es noch keine Antibiotika, so daß sich eine böse Infektion unkontrolliert ausbreitete. Das Bein des armen Burschen mußte schließlich amputiert werden, so groß war der Schaden.

Bei Staphylokokken-Infektionen ist meist nur ein Gelenk – Knie, Handgelenk, Ellbogen, Hüfte oder Knöchel – in Mitleidenschaft gezogen, manchmal jedoch auch mehrere. Die Infektion verursacht hohes Fieber und ein allgemeines Gefühl der Abgeschlagenheit. Wenn Verdacht auf so eine Infektion besteht, muß schnell gehandelt werden, denn eine Verzögerung der notwendigen Maßnahmen kann ernste Folgen haben, sogar tödlich sein. Sofortige Blutuntersuchungen sind angezeigt, um die angreifenden Bakterien zu identifizieren, sowie Röntgenaufnahmen, um eventuelle Gelenkschäden zu überprüfen.

Es mag überraschen zu hören, daß Gonokokken Arthritis verursachen können, aber so ist es tatsächlich. Ursache kann eine anfängliche Infektion der Geschlechtsorgane sein, die Bakterien gelangen dann mit dem Blut in die Gelenke. Am meisten gefährdet sind junge Frauen (zehnmal mehr als Männer), die eine solche Infektion im Anfangsstadium oft nicht weiter beachten, während Männer bei Ausfluß eher alarmiert sind und zum Arzt gehen. Auch im Falle einer Gonokokken-Infektion können ein oder mehrere Gelenke betroffen sein, meistens Knie, Handgelenk und Knöchel. Außerdem zeigen sich öfter Bläschen auf der Haut. Das sind kleine, im buchstäblichen Sinne «oberflächliche» Vorposten der Bakterien, die ein Gelenkproblem an anderer Stelle signalisieren können.

Bei Ausfluß aus Penis oder Vagina sollte man daher keine Zeit verlieren und umgehend den Arzt aufsuchen – und zwar nicht nur wegen der Gefahr einer Geschlechtskrankheit, sondern auch, um eventuellen Gelenkschäden vorzubeugen. Gonokokken-Infektionen sind allerdings nicht so ernst wie Staphylokokken-Infektionen. Gewöhnlich hinterlassen sie keine dauerhaften Gelenkschäden, vorausgesetzt, sie werden schnell erkannt und ordnungsgemäß mit Antibiotika behandelt.

Denken Sie nun nicht gleich, wenn Sie Schmerzen in den Gelenken haben und Unregelmäßigkeiten beim Urinieren feststellen, Sie hätten sich beim Geschlechtsverkehr angesteckt. Ich erinnere mich, daß ich ein paar

Jahre, nachdem die Arthritis bei mir diagnostiziert worden war, plötzlich Ausfluß hatte und Beschwerden beim Wasserlassen. Ich war entsetzt, glaubte, ich hätte Gonorrhöe, und mochte mit niemandem darüber sprechen. Was für eine Schande! Also nahm ich Penicillin, um die Infektion zum Abklingen zu bringen. Es half aber nichts. Ich dokterte weiter an mir herum, bis ich schließlich doch, aufs äußerste beunruhigt, zu einem Arzt ging. Nun, es stellte sich heraus, daß ich eine Harnröhrenentzündung hatte, eine Krankheit, die oft in Begleitung Rheumatoider Arthritis auftritt. In meinem Fall verschwand die Harnröhrenentzündung Gott sei Dank nach einiger Zeit von ganz allein wieder. Die Moral von der Geschichte: Wenn Sie glauben, Sie hätten eine Gonokokken-Infektion, gehen Sie zum Arzt. Sofort.

Gelenkprobleme, verursacht durch Tuberkelbazillen, sind selten im Vergleich zu Staphylokokken- oder Gonokokken-Infektionen. Sie entwickeln sich auch verhältnismäßig langsam, so daß ein Knie- oder Hüftgelenk im Laufe von Wochen oder Monaten schmerzhaft anschwillt, nicht innerhalb von Stunden oder Tagen. Im allgemeinen ist nur ein Gelenk betroffen, und die Diagnose wird gestellt, indem man etwas Gelenkflüssigkeit entnimmt und eine Kultur anlegt, um die Bakterien zu identifizieren. Wenn beim Röntgen ein chronischer Gelenkschaden festgestellt wird, so hat auch dieser wahrscheinlich schon lange Zeit gehabt, sich zu entwickeln. Prompte Behandlung ist daher dringend angezeigt, um das Risiko dauernder Behinderung zu vermeiden.

Bänder- und Sehnen-Arthritis

Diese Gruppe arthritischer Formen wird nicht so sehr von einer Fehlfunktion der Bereiche bestimmt, in denen Knochen auf Knochen trifft, sondern hierbei geht es mehr um Probleme mit jenen Bändern und Sehnen, die mit den Gelenkknochen verbunden sind.

Spondylitis ankylosans (SpA) – Bechterewsche Krankheit

Die bekannteste und am weitesten verbreitete Form der Bänder- und Sehnen-Arthritis ist die *Spondylitis ankylosans* oder Spondylarthritis (SpA), manchmal auch «Bambusstab-Wirbelsäule» oder «Ladestock-Rücken» genannt. Sie befällt vor allem Männer in jungen bzw. mittleren Jahren (zehnmal öfter als Frauen). Die Krankheit gibt es schon seit alters her: Skelette ägyptischer Mumien weisen, wie Röntgenaufnahmen gezeigt haben, deutliche Symptome der damit verbundenen typischen Veränderungen auf. Merkwürdigerweise hat man erst in den letzten fünfzehn bis zwanzig Jahren erkannt, daß diese Erkrankung klar von der Rheumatoiden Arthritis abzugrenzen ist, obwohl sie ihr in vieler Hinsicht ähnelt.

Die Beschwerden beginnen gewöhnlich im Rücken – *Spondylitis* bedeutet soviel wie «Entzündung der Gelenke in der Wirbelsäule» (*spondylos* ist das griechische Wort für «Wirbelkörper»). Die Schmerzen treten meist im Sakroiliakalgelenk (Gelenk zwischen Kreuzbein und Darmbein) auf, und zwar infolge einer Entzündung der Sehnen und Bänder (siehe Abb. 5). Bei vielen Patienten wird im Frühstadium fälschlicherweise Bandscheibenvorfall diagnostiziert, und sie werden dann nicht richtig behandelt. Später, wenn die SpA fortschreitet, ist sie leicht zu erkennen: Der Patient hat ein steifes, schmerzendes Rückgrat, oft gebogen wie ein Fragezeichen; beim Gehen kann er den Kopf nur mit Mühe hochhalten, während er im Sitzen ganz «normal» wirkt.

SpA scheint bis zu einem gewissen Grad genetisch bedingt zu sein, denn die Krankheit kommt innerhalb bestimmter Familien zwanzigmal häufiger vor als sonst in der Bevölkerung. Und auch bei dieser Arthritisform

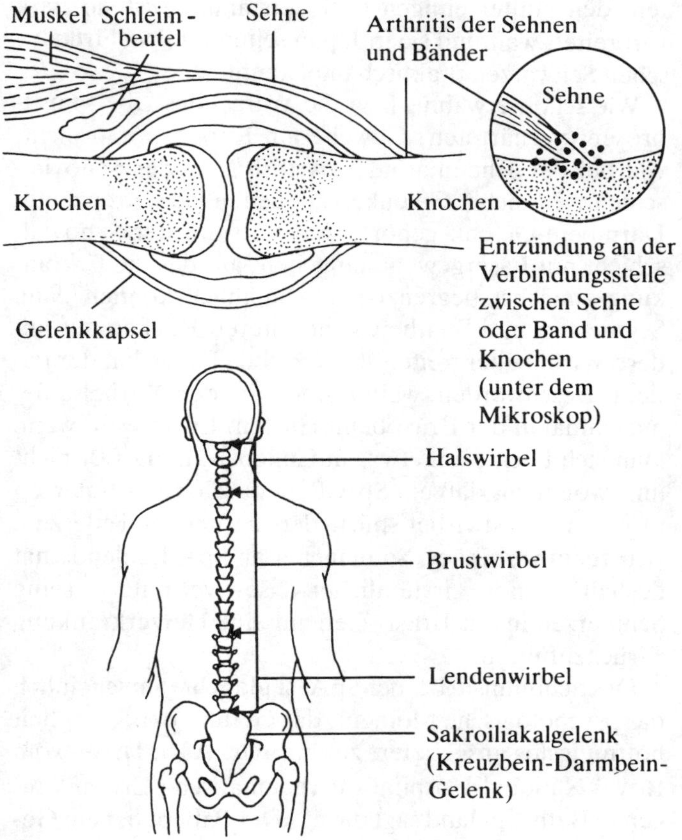

Abb. 5: Spondylitis ankylosans (Bechterewsche Krankheit), «Ladestock-Rücken» oder «Bambusstab-Wirbelsäule». Ein normales Rückgrat (unten) kann wie jedes andere bewegliche Gelenk erkranken (oben).

scheinen rassische Besonderheiten eine Rolle zu spielen, denn unter einigen Indianerstämmen ist sie stark verbreitet, während sie in Japan selten und bei afrikanischen Schwarzen praktisch unbekannt ist.

Wie schon erwähnt, liegt die Wurzel des Übels im fibrösen (verhärteten) Gewebe am Knochen und nicht, wie bei der Rheumatoiden Arthritis, in der Synovialschicht. Manche Gelenke, zu denen das Kreuzbein-Darmbein-Gelenk gehört, sind statt mit der Synovialschicht mit Fasergewebe umgeben, auf das die Erkrankung zunächst begrenzt ist. Allmählich können dann Schmerzen und Steifheit vom unteren Rücken auf andere Wirbel übergreifen. In typischen Fällen hat der Patient Beschwerden weiter oben in der Wirbelsäule, manchmal in der Brust beim Husten. Es tut weh, wenn man sich bückt, um etwas aufzuheben, und es ist nicht ungewöhnlich, daß ein SpA-Patient scharfe Schmerzen in jenem Brustwirbel spürt, der die beiden Teile zum Brustbein verbindet. So mancher an SpA Leidende hat deshalb schon irrtümlicherweise vermutet, seine Schmerzen in der Brust seien auf eine Herzerkrankung zurückzuführen.

Das Schlimmste bei der SpA ist jedoch wahrscheinlich das psychologische Moment: das Gefühl, der Krankheit hoffnungslos ausgeliefert zu sein. Dr. A. S. Dixon vom Royal National Hospital für rheumatische Erkrankungen in Bath/England sagt dazu: «Der Patient hat ein Gefühl, als würde er von seinen eigenen Knochen eingeschlossen, ja, gefangengehalten, und Bettruhe macht die Sache nur noch schlimmer.» Bei den unglücklicheren SpA-Patienten greifen Steifheit und Schmerzen auf Hüften und andere Körperregionen über, einschließlich der Finger, bis sie, wie Dr. Dixon es anschaulich ausdrückt, «praktisch zu lebenden Statuen werden». Das ist die düsterste Seite dieser Krankheit, die, obwohl weit verbreitet und manchmal sehr beschwerlich, davon Betroffene nur in Ausnahmefällen daran hindert, einem Beruf nachzugehen und aktiv am Leben teilzunehmen.

Leider dauert es oft mehrere Jahre oder noch länger, bis die SpA überhaupt erkannt wird. Am Anfang kann der Arzt die Krankheit nämlich leicht mit Hexenschuß, Ischias oder einfach «allgemeinen Schmerzen» verwechseln, zumal es häufig auch keine sichtbaren Zeichen der Erkrankung gibt. Ein interessantes und etwas überraschendes Symptom ist jedoch eine Entzündung der Regenbogenhaut des Auges – Iritis –, die von Zeit zu Zeit auftreten kann. Wenn Sie also außer Rückenschmerzen, steifer Haltung und allgemeinem Unwohlsein auch noch rote Augen haben, gehen Sie zum Arzt, und sprechen Sie mit ihm über Rheumatests. Dazu gehören Röntgenaufnahmen des Sakroiliakalgelenks, wo sich Anzeichen der Krankheit zeigen, wenn diese bereits seit einigen Jahren besteht. Auch eine Blutsenkung wird man machen, obwohl diese bei SpA-Kranken oft ganz normale Werte aufweist. Außerdem ist in den letzten Jahren ein genetischer Test üblich geworden, der sogenannte HLA B-27 Antigen-Bluttest, dem der Arzt entnehmen kann, ob ein Mensch eine angeborene Disposition für SpA hat. Disposition, wohlgemerkt! Ein entsprechendes positives Ergebnis heißt noch nicht, daß die Krankheit wirklich vorhanden ist.

Reitersche Krankheit

Eine andere Form der Bänder- und Sehnen-Arthritis, die wiederum hauptsächlich bei (jungen) Männern vorkommt, ist die Reitersche Krankheit, so genannt nach einem deutschen Militärarzt, der sie im Ersten Weltkrieg beschrieb. Die Reitersche Krankheit steht – nach der SpA – in der Häufigkeit ihres Vorkommens bei jungen Männern und Halbwüchsigen an zweiter Stelle, ist jedoch, absolut gesehen, eine recht selten auftretende Erkrankung. Auch sie hat offensichtlich eine genetische

Basis – der B-27 Antigen-Test ist meistens positiv –, und sie ist, wie die SpA, unter Farbigen kaum anzutreffen.

Die Reitersche Krankheit scheint durch eine Infektion ausgelöst zu werden. Dabei kann es sich um eine Geschlechtskrankheit handeln oder um bestimmte Formen der Dysenterie. Wodurch jedoch auch immer die Infektion ausgelöst wird, die Arthritis-Symptome sind meist begleitet von Bindehautentzündungen, Ausfluß und Hautausschlägen. Wie auch bei SpA ist das Kreuzbein-Darmbein-Gelenk anfällig, überhaupt die Wirbelsäule im allgemeinen. Schmerzen und Steifheit können jedoch auch in anderen Körperteilen auftreten. Häufig sind zum Beispiel Fersenschmerzen oder auch deformierte Finger- und Zehengelenke.

Die Reitersche Krankheit kommt und geht in Schüben; manchmal tritt sie nur ein- oder zweimal ohne weitere Wiederholungen auf. Wie auch die SpA kann die Krankheit mal relativ glimpflich verlaufen, mal sehr beschwerlich werden und in Einzelfällen sogar zu Deformationen führen. Die meisten Betroffenen werden jedoch ganz gut damit fertig.

Durch Ablagerung von Harnsäurekristallen in den Gelenken verursachte Arthritis: Gicht

Gicht ist wahrscheinlich die Form der Arthritis, über die man am meisten weiß. Sie hat eine lange Geschichte, die bis weit zurück in vorchristliche Zeit reicht. Traditionell wird sie als «gehobene» Form der Arthritis betrachtet, sozusagen die Arthritis der feinen Leute.

«Die Karikatur des Feinschmeckers Heinrich VIII. in einem Comic strip sagt vielleicht mehr aus über die Gicht, als es Tausende von Worten tun könnten: König Heinrich, dargestellt als fetter, gepflegter Monarch, sitzt da auf einem Stuhl, sein bandagiertes Bein liegt auf einem Schemel, und ein großer, roter, entzündeter Zeh ragt aus den weißen Binden hervor. In der einen Hand hält er ein gewaltiges Stück Fleisch, in der anderen einen Krug mit Bier» (Dong/Banks).

Andere stellen sich vielleicht einen bärtigen, bärbeißigen, gichtkranken pensionierten Militär oder einen zügellosen Vertreter des Landadels vor, der ein Glas Port nach dem anderen trinkt und sich über seine Schmerzen beklagt.

Was für eine Krankheit ist das nun – Gicht? Ist sie ein «Vorrecht» der Großen und der Reichen mit einer verhängnisvollen Vorliebe für zu viel Essen und vor allem Trinken? Sicherlich nicht, wie wir gleich bei näherer Betrachtung dieser äußerst schmerzhaften Form der Arthritis sehen werden.

Die Gicht wird durch winzige mineralische Kristalle hervorgerufen, die sich im Gelenkspalt ablagern und Schmerzen, Schwellungen und heftige Reizungen verursachen. Sie entstehen infolge einer Erhöhung des Harnsäurespiegels im Blut bei gestörter Harnsäureausscheidung, die die verschiedensten Ursachen haben kann. Zu viel essen und trinken gehört ebenso dazu wie eine genetisch bedingte Anlage zu erhöhter Harnsäureproduktion.

Gicht ist manchmal schwer als solche zu identifizieren. Vor einigen Jahren kam ein befreundeter Farmer in Südafrika humpelnd zu mir und behauptete, er hätte «einen Splitter im Zeh». Er hätte schon seit längerer Zeit Schmerzen und wollte nun, daß ich das Corpus delicti entferne. Eine kurze Untersuchung ergab weiter nichts Besonderes, also schickte ich ihn ins Krankenhaus, damit man ihm dort «das Stück Holz» herausschnitt. Er war schon für die Operation vorbereitet und sollte gerade in den Operationssaal gerollt werden, als eine Schwester mit dem Ergebnis der Blutuntersuchung kam: Der Harnsäurespiegel war so hoch, daß die Dia-

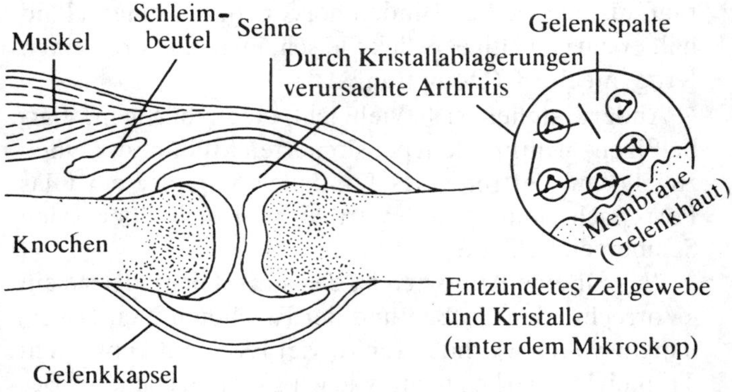

Abb. 6: Durch Ablagerung von Harnsäurekristallen in den Gelenken verursachte Arthritis.

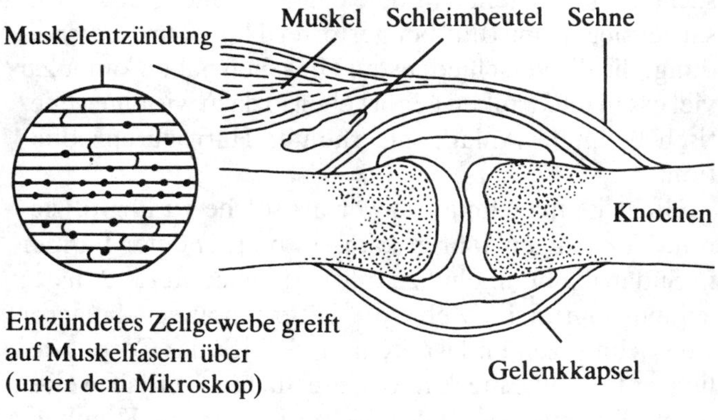

Abb. 7: Muskelentzündung: Entzündung in den Muskelfasern.

gnose von «Splitter im Zeh» auf der Stelle in «Gicht» umgeändert und er entsprechend behandelt wurde – und zwar so rasch wie möglich.

Der natürliche Versuch des Gelenkgewebes, die Kristalle abzustoßen, verursacht die Entzündung und damit die Schmerzen. Am Anfang können jedoch alle Symptome fehlen. (Ein erhöhter Harnsäurespiegel allein muß übrigens nicht immer ein Hinweis auf Gicht sein; er kann zum Beispiel bei Knaben in der Pubertät oder bei Frauen im Klimakterium ansteigen, ohne daß es zu Kristallablagerungen kommt.) Dann, nach einer besonders reichhaltigen Mahlzeit, ist der Anfall plötzlich da, meistens im Grundgelenk des großen Zehs – eine Form der Gicht, die als Podagra bekannt ist. Das erste Mal passiert es vielleicht am frühen Morgen, wenn sich das Zehengelenk so zerbrechlich, geschwollen und empfindlich anfühlt, daß der Betroffene für einen Augenblick glaubt, er hätte sich den Zeh, ohne etwas zu merken, am Abend vorher gebrochen.

Ein weiterer, die Gicht beschleunigender und Anfälle auslösender Faktor ist die Anwendung von Diuretika – Medikamente, die Wasseransammlungen im Körper, zum Beispiel bei Herzkrankheiten oder zu hohem Blutdruck, abbauen. Auch radikale Hungerkuren erhöhen den Harnsäurespiegel im Blut. Gewichtsreduzierung auf zu drastische Weise kann also höchst unangenehme Folgen für gichtige Gelenke haben. Andererseits besteht kein Zweifel, daß man Gicht vorbeugen kann, wenn man sein Gewicht unter Kontrolle hält, Nahrungsmittel mit zu hohem Puringehalt meidet (Nieren, Fleischextrakte, Starkbier, Portwein und schwere Rotweine gehören zu den bekanntesten Verursachern) und von Freß- und Saufgelagen Abstand nimmt. Wenn man weiß, daß Vater und/oder Großvater unter Gicht gelitten haben, sind solche präventiven Maßnahmen besonders vernünftig.

Denken Sie übrigens nicht, daß Gicht nur im Fuß auftritt. Knie, Knöchel, Schulter, Handgelenk und Ellbogen können ebenso betroffen werden, normalerweise allerdings nur ein Gelenk auf einmal. Und betrachten Sie die Gicht auch nicht als unabänderliches Schicksal. Bei einer unverzüglichen Änderung Ihres Lebensstils (darüber später mehr) haben Sie die besten Aussichten, bald wieder gesund zu sein. Die Krankheit der Könige oder der König der Krankheiten kann, seiner langen Geschichte zum Trotz, von der modernen Medizin in die Schranken gewiesen werden.

Im Rahmen der Gicht-Diagnose wird nicht nur der Harnsäurespiegel im Blut gemessen, die Rheumatologen untersuchen auch den Urin, um festzustellen, wie schnell ein Patient Harnsäure ausscheidet. Gicht kann nämlich nicht nur durch Überproduktion von Harnsäure verursacht werden, sondern auch durch die Unfähigkeit, Harnsäure in normaler Menge auszuscheiden. Außerdem wird noch die Gelenkflüssigkeit unter dem Mikroskop untersucht. Dabei lassen sich die unerwünschten Kristallformen ganz klar erkennen, wenn andere Symptome akut geworden sind.

Weitere Formen der Arthritis

Diese letzte Gruppe arthritischer Erkrankungen ist sehr umfangreich; ich will daher nur kurz auf die verschiedenen Gelenk- und rheumatischen Erkrankungen eingehen, die dazugehören. Die Symptome ähneln sich manchmal so sehr, daß der Arzt leicht eine falsche Diagnose stellen kann. Bei *Polymyalgia* zum Beispiel werden Hüften und Schultern angegriffen. Da diese Krankheit nun vor allem bei Leuten um die Fünfzig auftritt – ein Alter, in dem ja auch die Osteoarthrose zum Problem werden kann –, nimmt man im ersten Augenblick vielleicht an, daß Steifheit und Schmerz eine Folge der OA sind. Doch durch eine Blutsenkung läßt sich Klarheit schaffen: Sie ist bei Polymyalgia erhöht.

Viele Gelenkprobleme werden durch Muskelentzündungen hervorgerufen – die Polymyalgia ebenso wie die *Polymyositis*, eine Erkrankung, bei der entzündetes Zellgewebe, das sich in der Nähe des Gelenkraums befindet, die Muskelfasern angreift (siehe Abb. 7). Um hier die richtige Diagnose stellen zu können, müssen eine Enzymuntersuchung vorgenommen sowie ein oder zwei Spezialtests zur Nerven- und Muskelfunktion durchgeführt werden.

Dann gibt es Erkrankungen, die durch eine Verletzung oder Entzündung verursacht wurden, zum Beispiel *Bursitis*, eine Schleimbeutelentzündung des Knies. Sie bleibt, entstanden oft infolge Verletzung der schmerzhaften, angeschwollenen Stelle, lokal begrenzt.

Hier können wir auch die *Fibrositis* (Bindegewebsentzündung) einreihen, die für den Patienten schmerzhaft real ist, sich bei Labortests jedoch einfach nicht nachweisen läßt. Auf alle diese und weitere Probleme werde ich später zurückkommen, wenn ich die verschiedenen Behandlungsmöglichkeiten beschreibe. Eine letzte Form der Arthritis möchte ich jedoch noch kurz erwähnen, die, wie RA, eine Form der Synovitis, also eine Entzündung der Gelenkhaut ist, und wie RA manchmal auch Kollagen-(Stützgewebe-)Erkrankung genannt wird. Sie gehört zu jenen merkwürdigen Autoimmun-Krankheiten, bei denen das Immunsystem des Körpers Krieg gegen sich selbst führt, statt sich gegen Infektionen zu richten. Darüber hinaus weiß man jedoch sehr wenig über diese Krankheit mit Namen *Lupus erythematodes*. *Lupus* – das heißt «Wolf» – ist dabei ein anschaulicher Hinweis auf jenen roten Ausschlag *(erythema)* auf Nase und Wangen, der dem davon Betroffenen ein wolfsähnliches Aussehen gibt.

Während manche Lupus-Patienten kaum unter Gelenkbeschwerden leiden, haben andere quälende Schmerzen. Anfällig für die Krankheit sind praktisch die gleichen Körperbereiche wie bei RA: Knöchel, Handgelenk, manchmal die Hüften und andere Gelenke, aber im allgemeinen sind die Auswirkungen nicht so gravierend. Auf dem Röntgenbild zeigen sich kaum, wenn überhaupt, Mißbildungen, da es nur selten zu Knochenverschleiß kommt wie bei RA. Dagegen treten andere Symptome auf – Hautausschläge und Wunden zum Beispiel, oft auch eine Nierenerkrankung wie Nephritis. Zur Diagnose bei Lupus gehört vor allem die Überprüfung der Antikörper im Blut. Im allgemeinen ist zu sagen, daß, obwohl Lupus eine ernste Krankheit sein kann – im äußersten Fall sogar lebensgefährlich –, die Aussichten für den Patienten gut sind. Mit wirksamen Medikamenten und einer Änderung des Lebensstils ist hier viel zu erreichen.

Kommen wir nun zurück zu meiner Rheumatoiden Arthritis. Nach einer lebenslangen Tätigkeit als Arzt mußte ich mich nun mit der Rolle des Patienten abfinden – einfach war das nicht.

Behandlung mit Medikamenten

Wenn ich den Leuten erzähle, daß ich Arthritis habe, sehen sie mich oft so an, als ob sie sagen wollten: «Mag ja sein, aber Sie sind schließlich Arzt. Bei Ihnen ist das was ganz anderes. Sie kennen die Medikamente, wissen, was für ausgefallene Behandlungen es gibt, und haben überhaupt alle möglichen Privilegien . . .» – usw., usw. Aber das stimmt nicht. Natürlich weiß ich als Arzt mehr über Gelenkkrankheiten als ein Laie. Aber damit hat sich's auch schon mit den «Privilegien». Als meine Arthritis festgestellt wurde, war ich genauso deprimiert und beunruhigt wie jeder Nicht-Mediziner in der gleichen Lage. Und ich war auch nicht immun gegen jene irrationalen Ängste und Befürchtungen, die wir alle angesichts von Krankheit haben, ob diese nun uns selbst oder einen nahestehenden Menschen betrifft. Auch wußte ich keineswegs auf Anhieb, welche Behandlungsmöglichkeiten mir zur Verfügung standen – andernfalls hätte ich mich mit demselben Recht «Rheumatologe» wie «Herzspezialist» nennen können. Nein, die Wahrheit ist, daß ich mir, medizinisch gesehen, nackt vorkam. Ich mußte mir alles über die Therapien, die sofort und in Zukunft anzuwenden waren, sagen lassen, auch, ob die Krankheit nun chronisch, aber relativ erträglich bleiben würde (was mein Arzt für sehr wahrscheinlich hielt) oder sich verschlimmern konnte (was nicht auszuschließen war).

Ich tat das, was Sie unter gleichen Umständen auch tun sollten: Ich stellte meinem Arzt so viele Fragen, wie mir nur einfallen wollten. Zu jedem Besuch brachte ich neue mit. Um auch ja nichts zu vergessen, gewöhnte ich mir an, alle Punkte aufzuschreiben, die ich zur Sprache bringen wollte. Außerdem las ich über das Thema alles, was ich in die Finger kriegte, wobei ich mich anfänglich auf die wissenschaftliche medizinische Literatur beschränkte, die ich in den Universitätsbibliotheken fand.

Später wagte ich mich dann auch an populäre Schriften über RA und ihre Behandlung. Es dauerte nicht lange, und mein Krankheits-Bild wurde zunehmend klarer.

Als erstes erkannte ich, daß ich nicht passiv zu leiden brauchte. Wie andere Formen der Arthritis auch, ist RA nicht heilbar. Es gibt keine Behandlung, durch die die Krankheit vollkommen verschwindet, keine magische Tablette oder Spritze, die RA auf die gleiche Weise ausheilen würde, wie das ein Antibiotikum – etwa Penicillin – im Falle einer Infektion kann. RA läßt sich nicht mit einer Lungenentzündung vergleichen. Die Tatsache jedoch, daß es kein Allheilmittel gibt, welches die Krankheit ein für allemal kuriert, heißt noch lange nicht, daß die Arthritiker vor ihrem Leiden kapitulieren müßten. Sie brauchen allerdings ständige ärztliche Hilfe und Unterstützung bei der Wahl und Dosierung der notwendigen Medikamente. Vor allem die richtige Medikation ist von größter Bedeutung.

Gleichzeitig entdeckte ich, sowohl direkt als auch indirekt, daß man etwas für sich selbst tun kann. Wie man sein Leben lebt, welche Forderungen man an sich stellt, wie hoch man Ehrgeiz und Erwartungen steckt, was man ißt und wie man arbeitet – alle diese Dinge können eine Rolle dabei spielen, ob man den Rheuma-Anfällen Vorschub leistet oder nicht. Später werde ich auf diese Punkte noch im einzelnen eingehen.

Zunächst war ich jedoch völlig auf meinen Arzt angewiesen. Ob sich seine mir Mut machende Prognose über den glimpflichen Verlauf meiner RA nun als richtig herausstellen würde oder nicht – sie bedeutete jedenfalls für mich einen guten Start in meiner neuen Rolle als Patient. Freilich, einige Ärzte sind bessere Psychologen als andere. Meiner war ein guter. Es gibt verschiedene Ansichten darüber, ob man einen Patienten stets mit dem vollen Ernst seiner Lage konfrontieren sollte – ihm unter Umständen also auch offen sagen sollte, daß er in absehbarer Zeit sterben muß. Ich persönlich neige in solchen Fällen eigentlich immer eher zu großer Zurückhaltung und scheue mich sehr, ein «Todesurteil» auszusprechen. Ich glaube, es hätte mich umbringen können, wenn mein Arzt damals zu mir gesagt hätte: «Sie haben Rheumatoide Arthritis. Ich weiß zwar nicht, was mit Ihnen passiert, aber es kann sein, daß Sie eines Tages zum Krüppel werden.»

In mancher Hinsicht war der Gedanke, RA zu haben, für mich als Chirurgen sogar besonders unangenehm, denn es ist eine Erkrankung, die nicht «im Handumdrehen» behandelt werden kann. Der Chirurg sieht, im Gegensatz zum Internisten, gewöhnlich rasch Resultate – das motiviert ihn, und entsprechend arbeitet er. Jemand kommt zu ihm mit Schmerzen in der Seite, und er diagnostiziert akute Appendizitis. Ein paar Tage später verläßt der Betreffende das Krankenhaus ohne Blinddarm. Wenn aber einer mit Diabetes zum Arzt geht, kuriert der die Diabetes nicht, er behandelt sie mit Insulin – ein Leben lang. Das gleiche gilt für die Arthritis. Es war daher für mich ein schwerer Schlag, eine unheilbare Krankheit wie RA zu haben, denn ich wollte ja, daß es mir wieder besser ging. Ich wollte fit sein.

Das erste, worüber der Arthritiker sich daher informieren muß, sind die Medikamente, die ihm helfen können, die verschiedenen Erscheinungsformen der Krankheit, oder besser der Krankheitsgruppen, positiv zu beeinflussen. Man muß nicht nur wissen, was diese Medikamente leisten, sondern auch ein wenig darüber, wie sie wirken. Manche zielen nur – wenn auch besonders stark – auf die Symptome, lindern zum Beispiel den Schmerz. Andere wirken auf tieferer Ebene, indem sie den schmerzerzeugenden Prozeß selbst blockieren, oder, wie Dr. Alan Hill den Vorgang in einer Veröffentlichung des Arthritis and Rheumatism Council veranschaulicht: «Sie ersticken sozusagen das Feuer derart vollkommen, daß es gelöscht zu sein scheint.» Selbst bei dieser zweiten Gruppe kann man noch nicht wirklich von *Heilung* sprechen, denn, in Dr. Hills Worten, «ein schwelender Rest bleibt, der wieder aufflammt, sobald die Behandlung aufhört, wenn auch meistens nicht sofort».

Die Medikamente zur Behandlung von Arthritis kann man in drei Gruppen einteilen:

- Analgetika (schmerzstillende Mittel)
- Entzündungshemmende Mittel
- Antirheumatoide Medikamente

Am Schluß dieses Kapitels habe ich alle Medikamente zur rascheren Übersicht zusammengefaßt. Zuerst wollen wir uns jedoch im einzelnen ansehen, wie diese Substanzen wirken und wofür sie am besten geeignet sind.

Analgetika

Schmerz ist ein wichtiges Signal des Körpers, das im Gehirn erzeugt wird und anzeigt, daß irgend etwas nicht stimmt. Wie dieser Schmerz bei einem Anfall kontrolliert oder wenigstens erleichtert werden kann, ist wohl das, was jeden Arthritis-Geschädigten am meisten interessiert. Schmerz kann durch stark wirkende Mittel wie Morphium betäubt werden, aber diese gefährliche, süchtig machende Droge ist für jene unter uns, die täglich Schmerzen haben, ganz bestimmt wertlos. Was wir brauchen, sind Präparate wie Acetaminophen, das zu den Anilin-Derivaten gehört. (In Deutschland Thomapyrin, Paracetamol, Benuron u. a. Als Oberbegriff für diese Medikamente wird im folgenden die Bezeichnung Acetaminophen beibehalten.) Diese Medikamente sind nicht suchtgefährdend, relativ schnell wirkend, frei verkäuflich und fast ohne Nebenwirkungen, wenn man sie genau nach Vorschrift nimmt.

Acetaminophen ist außerdem eine geeignete Alternative zu dem anderen, weit verbreiteten Analgetikum: Aspirin. Wie wir gleich sehen werden, hat Aspirin bestimmte Vorteile für RA-Patienten, aber nicht jeder reagiert gut darauf. Es kann zum Beispiel Magenreizungen und -verstimmungen hervorrufen.

Die Acetaminophen-Präparate sind in den letzten Jahren immer beliebter geworden, wahrscheinlich werden sie von den Ärzten häufiger empfohlen als Aspirin, das lange Zeit «Spitzenreiter» war. Ein Wort der Warnung jedoch: Nehmen Sie diese ziemlich leichten, nicht teuren Analgetika ruhig, werden Sie aber nicht leichtsinnig und schlucken gleich ein paar Tabletten, wann immer Sie ein Zwicken verspüren. Eine Überdosis Acetaminophen ist sehr gefährlich. Nieren- und Leberschäden können die Folge sein und den Körper vergiften, was zu Anämie und Cyanose (Blausucht der Haut und der Lippen) führen kann. Wenn Sie Anämie oder irgendwelche Probleme mit dem Herzen, der Lunge, der Niere oder der Leber haben, ist tägliche Acetaminophen-Einnahme nicht zu empfehlen. Sprechen Sie mit Ihrem Arzt darüber.

Aspirin (Acetylsalicylsäure) ist in vielen Verbindungen enthalten und weit verbreitet zur Behandlung verschiedener Arthritisformen. Es kann in Tablettenform geschluckt oder in Wasser aufgelöst werden. Es ist nicht nur ein leichtes Analgetikum, es hat auch eine entzündungshemmende Wirkung. Deshalb ist verständlich, daß es für viele Ärzte an erster Stelle steht, wenn es um die Behandlung geschwollener Gelenke geht.

Viel ist in den letzten zehn Jahren in der populären und in der Fachliteratur über Gegenindikationen bei

Langzeiteinnahme von Salicylaten – wie man diese Verbindungen manchmal auch nennt – geschrieben worden. Hauptsächlich sind dies Übelkeit, Erbrechen und Blutungen der Magenschleimhaut. Es ist daher Vorsicht geboten, wenn man schmerzstillende und entzündungshemmende Mittel regelmäßig einnimmt. Schlucken Sie Aspirin niemals auf nüchternen Magen, und lassen Sie ganz die Finger davon, wenn Sie ein Magengeschwür haben. Hören Sie mit der Einnahme von Aspirin auf, wenn Sie durch Überdosierung verursachte Symptome von «Salicylismus» feststellen, als da sind: Taubheit, Ohrensausen, Kopfschmerzen oder Übelkeit. Auch wenn Sie ein schwaches Herz haben, kann Aspirin gefährlich sein, denn es steigert die Herztätigkeit. Die Ärzte überlegen es sich zweimal, ob sie es Älteren, Überbeanspruchten oder Frauen mit starken Menstruationsblutungen verschreiben sollen, denn die Wirkung von Aspirin auf den Magen kann Anämie zur Folge haben.

Abgesehen davon ist Aspirin ein gutes Mittel für die Hausapotheke. Seine Popularität ist schon daraus zu ersehen, daß allein in den Vereinigten Staaten jährlich 15000 Tonnen produziert und konsumiert werden. Es bleibt auch all den Berichten über Magenbeschwerden, Hautunverträglichkeiten und Nierenschäden zum Trotz ein wertvolles Medikament. Wäre es erst jetzt entwikkelt worden, hätte man es bestimmt in die Gruppe der nichtsteroiden entzündungshemmenden Medikamente (N.St.Med.) eingereiht, von denen es heutzutage etwa dreißig bis vierzig zur Kontrolle rheumatoider Symptome gibt, die allerdings weniger negative Wirkungen auf die Magenschleimhaut haben als Aspirin.

Andere Medikamente aus der Gruppe der Analgetika sind *Phenacetin*, das nicht mehr empfohlen wird, weil es Nierenschäden hervorzurufen scheint, und *Acetanilid*, eine mehr toxische Form des Phenacetin, das man meiden sollte.

Bedenken Sie, wenn Sie die Acetaminophen-Präparate, Aspirin oder irgendein anderes der in diesem Kapitel erwähnten Analgetika einnehmen, daß es Schmerzmittel sind, die nur ein Symptom bekämpfen – ein Symptom, das zugleich ein notwendiges Alarmsignal des Körpers ist. Deshalb sollte man den Schmerz nicht über allzulange Zeit betäuben, denn obwohl Substanzen wie Acetaminophen nicht süchtig machen, kann sich der Körper an sie gewöhnen, so daß man immer höhere Dosen braucht, um nennenswerte Wirkungen zu erzielen. Das aber kann zu unerwünschten Nebenwirkungen führen.

Nichtsteroide entzündungshemmende Medikamente (N.St.Med.)

Phenylbutazon ist unter verschiedenen Handelsnamen erhältlich. Wie bei allen anderen pharmazeutischen Mitteln werden Sie einige ausprobieren müssen, bis Sie jenes gefunden haben, das die beste Wirkung bei Ihnen erzielt.

Phenylbutazon lindert Entzündungen bei Rheumatoider Arthritis, Gicht und Bechterewscher Krankheit. Für manche Menschen mit den beiden letztgenannten Krankheiten scheint es sogar das einzig wirksame Mittel zu sein. Leider kann Phenylbutazon jedoch die Aktivität des Knochenmarks herabsetzen, da es die Anzahl der weißen Blutkörperchen reduziert. Eine unter Umständen tödliche Erkrankung, die eine Knochenmarkstransplantation erforderlich macht. Ohne als Schwarzseher gelten zu wollen, möchte ich doch darauf hinweisen, daß Phenylbutazon – ein relativ billiges Mittel – wahrscheinlich oft auch in Fällen verschrieben wurde, wo ein weniger gefährliches Medikament vorzuziehen gewesen wäre. Ein britischer Experte erklärte der Londoner *Sun-*

day Times (15. Mai 1983), daß in neunundneunzig von hundert Fällen, in denen Phenylbutazon gegeben wurde, ein anderes Mittel genausogut geholfen hätte. In dem gleichen Artikel in der *Sunday Times* wird der alarmierende Fall einer Biochemikerin zitiert, die sich bei der Arbeit den Rücken verrenkt hatte und der von ihrem Hausarzt Phenylbutazon verschrieben wurde. Ein paar Tage später hatte sie Vaginalreizungen, einen entzündeten Hals und kurz darauf Blasen im Mund. Ihre Reaktionen waren so gravierend, daß sie sechs Wochen im Krankenhaus bleiben mußte.

Phenylbutazon muß daher mit äußerster Vorsicht verschrieben und mit ebenso großer Vorsicht genommen werden. Nach etwa einer Woche sollte zu erkennen sein, ob das Mittel einem hilft oder nicht. Wenn Anzeichen von Übelkeit, Magenverstimmung, Gewichtsverlust, Kurzatmigkeit oder irgendwelche anderen Nebenwirkungen wie Ausschlag oder Halsentzündung auftreten, setzen Sie das Mittel sofort ab, und sprechen Sie mit Ihrem Arzt über diese Symptome. Nehmen Sie es erst gar nicht, wenn Sie Magengeschwüre, hohen Blutdruck, Funktionsstörungen des Herzens, der Niere oder der Leber haben. Die gleichen Einschränkungen und Risiken gelten für ein Derivat von Phenylbutazon: *Oxyphenbutazon.*

Indomethazin gehört ebenfalls zu den N.St.Med. Es wirkt ähnlich wie Aspirin: Die Entzündung geht zurück, und der Schmerz wird etwas gelindert. RA-Patienten hilft dieses Mittel ebenso wie Leuten mit Gicht und mit Bänder- und Sehnen-Arthritis. Manchmal bringt es auch Erleichterung bei Knorpeldegeneration. Gelegentlich wird es bei Lupus verschrieben.

Indomethazin kann Nebenwirkungen haben – gewöhnlich Kopfschmerzen und Schwindelgefühl –, die meistens verschwinden, wenn man die Dosis herabsetzt.

Andere Gegenindikationen, die *nicht* mit der Dosierung zusammenhängen, sind Appetitverlust, Durchfall, Übelkeit, Erbrechen und Verdauungsstörungen. Es kann auch zu Blutkrankheiten, Ausschlag und Flüssigkeitsretention kommen. Haben Sie eine Leber- oder Nierenerkrankung, sind schwanger oder leiden an Magengeschwüren, ist Indomethazin nichts für Sie. Nehmen Sie dieses Medikament nicht auf nüchternen Magen, denn es kann innere Blutungen hervorrufen.

Eine Zeitlang, als ich viel und unregelmäßig arbeitete, habe ich Indomethazin genommen, ohne besonders darauf zu achten, vorher zu essen. Eines Tages bemerkte ich, daß mein Stuhl schwarz war. Da ich am Tag zuvor Lakritze gegessen hatte, hielt ich dies für die Ursache. Aber der schwarze Stuhl blieb, bis ich eine Beziehung zwischen den Tabletten und meiner gedankenlosen Art, sie zu nehmen, herstellte: Ich hatte ziemlich stark geblutet. Schleunigst änderte ich meine laxe Einnahmepraxis. Immerhin habe ich dadurch auf nachdrückliche Art Vorsicht im Umgang mit Medikamenten gelernt.

Ibuprofen hat in etwa die gleiche Wirkung wie Indomethazin und kann ähnliche Nebenwirkungen hervorrufen. Andere vergleichbare N.St.Med. sind *Fenoprofen* und *Naproxen*.

Tolmetin ist ein entzündungshemmendes Mittel mit leichter analgetischer Wirkung, das von vielen Arthritis-Patienten mit Gewinn genommen werden kann und auch mir geholfen hat. Wenn ich es nehme, beachte ich sorgfältig die vorgeschriebene Dosierung. Sonst besteht Neigung zu Sodbrennen, Verdauungsstörungen und Übelkeit.

Sulindac kann ebenfalls Magen-Darm-Beschwerden hervorrufen. Manchmal klagen Leute, die dieses Mittel nehmen, über Ohrensausen, Kopfschmerzen und Ausschlag. Ein paar hatten Magenblutungen. Nutzen und Schaden dieses Medikaments sollten wiederum klar erkennbar sein, wenn man es ungefähr eine Woche genommen hat.

Das sind also einige der beliebtesten nichtsteroiden entzündungshemmenden Medikamente. Warum «nichtsteroid»? Nun, einfach, um diese Mittel von der Gruppe der steroiden oder, korrekter, corticosteroiden Medikamente zu unterscheiden, für deren Existenz ich persönlich allen Grund habe, dankbar zu sein.

Corticosteroide Medikamente

Diese Präparate erregten bei ihrer Einführung in den fünfziger Jahren unseres Jahrhunderts beträchtliches Aufsehen und wurden von enthusiastischen Ärzten und ihren Patienten als «Wunderdrogen» weltweit gepriesen. Sie waren von drei Forschern – Edward C. Kendall, Tadeus Reichstein und Philip S. Hench – entwickelt worden, die 1950 gemeinsam den Nobelpreis für ihre Entdeckung erhielten, daß diese Hormone Entzündungen und Allergien unterdrücken können.

Immer wieder hat man mir gesagt, daß ich als erster Chirurg, der eine Herzverpflanzung vorgenommen hat, einen Nobelpreis verdient hätte. Aber dieser Gedanke wäre mir selbst nie gekommen. Gewiß habe ich eine Leistung vollbracht, zu der man bestimmte Fähigkeiten besitzen und verschiedene Techniken beherrschen muß – unter anderem auch, ein großes Team, in dem jeder eine spezielle Rolle zu spielen hat, zu begeistern, ja zu inspirieren, und zu führen. Wenn ich jedoch an die kreative Potenz von Leuten wie Kendall, Reichstein und Hench denke, wird mir der Unterschied zu meiner eigenen Arbeit deutlich: Wenn es schon solche Einrichtungen wie medizinische Preise gibt, so finde ich, daß diese Ehrungen Leuten zuteil werden sollten, die die Menschheit allein durch die Kraft ihres Geistes einen Schritt voranbringen.

Die Corticosteroide wurden von den Rheumatologen wegen ihrer prompten Wirkung auf Entzündungen sofort akzeptiert und massenhaft verschrieben, aber schon bald stellte sich heraus, daß diese Präparate auch sehr große Nachteile hatten: Die Corticosteroide – besonders Cortison – riefen bei den Patienten Symptome hervor, die noch gravierender waren als die Entzündung, die man mit dem Medikament bekämpfen wollte. Es kann zu Knochenschwund kommen, zu Magenbeschwerden, hohem Blutdruck und Hautunregelmäßigkeiten. Bei manchen Leuten schwellen Gesicht und Körper auffallend und qualvoll an.

Andererseits kann ich mich an Zeiten erinnern, wo ich entsetzliche Gelenkschmerzen hatte und eine Steroidinjektion den Schmerz auf wunderbare Weise linderte. Und anderen ergeht es ähnlich – zum Beispiel Maureen Mason, einer Arthritis-Patientin, die am 22. Oktober 1980 an einer BBC-Sendung über Arthritis teilnahm und dabei sagte:

> Ich hab mich schlecht gefühlt, richtig schlecht – mußte mich beim Abwaschen hinsetzen und so –, und ich hatte starke Schmerzen. Manchmal hab ich sogar geweint und war völlig deprimiert, weil ich dachte, wenn das so weitergeht, wissen Sie, daß ich immer steifer würde und dann solche Schmerzen hätte, die immer so schnell kommen, dann dauert es nicht lange, und ich kann gar nicht mehr aufstehen. Gleich, nachdem ich beim Rheumatologen war, ging ich ins Krankenhaus. Als nämlich das Ergebnis der Blutuntersuchung vorlag, riet er mir, ins Krankenhaus zu gehen, um wirklich Ruhe zu haben, und auch, um bestimmte

> Spritzen in die Gelenke zu bekommen. Also war ich zehn Tage im Krankenhaus und blieb eisern im Bett. Ich bekam Medikamente und auch diese [Cortison-] Injektionen, die enorm halfen. Sie waren wirklich einfach wunderbar. Der Schmerz war schon kurz danach wie weggeblasen, und die Wirkung hielt ziemlich lange an.

Für mich als Transplantations-Experten haben die Steroide noch eine zusätzliche Bedeutung, weil sie nicht nur auf Entzündungen wirken, sondern auch auf das Immunsystem: Sie unterdrücken die natürliche Tendenz des Körpers, fremdes Gewebe – eben auch das Herz eines anderen Menschen – abzustoßen. Problemlos geht das natürlich nicht. Um die Abwehr aufzuheben, müssen große Dosen verabreicht werden, was bedeutet, daß der Patient eine Zeitlang Infektionen praktisch schutzlos ausgeliefert ist. Während das neue Herz tadellos arbeitet, könnte er irgendeiner Krankheit zum Opfer fallen.

Als ich begann, Cortison gegen meine Arthritis zu nehmen, war mir also durchaus bewußt, daß der Gebrauch dieses starken Mittels ein großes Gesundheitsrisiko in sich barg. Ich wußte, daß ich für alle Erleichterungen, die es mir bot, mögliche unerwünschte Folgen in Kauf zu nehmen hatte. Da diese Mittel Anabolika sind, können sie zum Beispiel zu Muskelschwund führen. Wollte ich wirklich ein Medikament nehmen, das mir zwar zunächst trotz Arthritis meine Leistungsfähigkeit erhielt, um schließlich eines Tages das gleiche negative Ergebnis auf einem anderen Weg zu erreichen? Ich kann dazu nur sagen: Das muß jeder mit Hilfe seines Arztes für sich selbst entscheiden.

Kürzlich, während einer Vortragsreise durch Europa, erhielt ich von einem Freund eine Einladung auf sein Boot, das vor der griechischen Insel Kos lag. Da ich nur eine Nacht bleiben wollte, ließ ich mein Gepäck, mit allen Steroid-Medikamenten, auf dem Kreuzfahrtliner im Hafen. Am nächsten Morgen mußten sie mich praktisch von Bord tragen, so steif und gereizt waren meine Gelenke. Zurück in meiner Kabine auf dem Schiff, schluckte ich fünfzehn Milligramm Steroide und legte mich schlafen. Ungefähr sechs Stunden später wachte ich völlig schmerzfrei auf. Bei einem Medikament, das so wirkt, fällt es mir, ehrlich gesagt, schwer, mich bei der Schilderung seiner Vorteile zurückzuhalten. Die Corticosteroide lassen nicht nur die Schwellungen in den Gelenken zurückgehen, sondern sie beeinflussen den Körper ganz allgemein, vermitteln Wohlbehagen – man fühlt sich fast «high». Sie wirken, das kann man sagen, tatsächlich, aber sie müssen, ich wiederhole: *müssen* mit Vorsicht genossen werden. Mein Arzt hat mir geraten, sie niemals über einen längeren Zeitraum hinweg einzunehmen, denn sie beeinflussen den Stoffwechsel des Körpers. So oft es geht, setzt er mich auf niedrige Dosen und vermeidet, wenn möglich, die Medikamente ganz.

Dr. Peter Wingate glaubt, daß die Entscheidung, ob man sie verschreiben soll oder nicht, «zum Schwierigsten in der täglichen Praxis gehört. Bei einer Patientin mit RA, die einmal die sofortige Linderung der Schmerzen erfahren hat, die Corticosteroide ihr bringen können, braucht es eine Menge Überredungskunst, um ihr klarzumachen, daß sie, alles in allem, *ohne* diese Mittel besser dran ist.»

Ich nehme die Corticosteroide übrigens oral ein, aber sie können auch an den entsprechenden schmerzenden Stellen injiziert werden. Manchmal kann man den Körper auch zur Steigerung der eigenen Hormonproduktion durch Injektion eines speziellen, die Nebennierenrinde anregenden Hormons, ACTH, anspornen.

Anti-Arthritis-Steroide sind unter den verschiedensten Handelsnamen auf dem Markt (siehe Tabelle auf

Seite 80ff.), die am häufigsten verschriebenen Präparate sind jedoch *Prednison* und *Prednisolon*. Manchmal hat das Medikament eine etwas paradoxe Wirkung, wenn man die Dosis reduziert. Der Patient bekommt eine sogenannte steroide Fibrositis, bei der die Gelenke ungefähr eine Woche lang steifer werden und mehr schmerzen denn je. Man denkt dann vielleicht, die ursprünglichen arthritischen Beschwerden hätten sich wiedereingestellt. Wenn Ihnen dergleichen widerfährt, ziehen Sie jedoch keine voreiligen Schlüsse, sondern gehen Sie sofort zu Ihrem Arzt – ohne die Dosis Prednison in der Zwischenzeit zu erhöhen. Achten Sie auch auf Ihr Gewicht – Prednison kann den Appetit steigern und den Körper anregen, mehr Flüssigkeit zu speichern. Niemand mit Arthritis (und übrigens auch niemand ohne sie) kann es sich leisten, Übergepäck in Form von Körperfett mit sich herumzuschleppen.

Antimalaria-Mittel

Bevor wir das Kapitel über die entzündungshemmenden Medikamente – steroid oder nichtsteroid – abschließen, noch ein Wort zu einer Gruppe von Mitteln, die mir und anderen Patienten geholfen haben, obwohl man immer noch nicht weiß, wie ihre Wirkung auf RA eigentlich zustande kommt. Die Präparate stammen aus der Chloroquine-(oder Chlorochin-)Familie, die ursprünglich zur Behandlung der Malaria entwickelt wurde. Ganz sicher verringern sie die Schwellungen bei Synovitis sowie die rote Haut bei Lupus, wobei nur wenige Nebenwirkungen auftreten. Allerdings besteht unter bestimmten Umständen die Möglichkeit von Sehstörungen, bei manchen Menschen sogar die Gefahr, blind zu werden. Regelmäßige Augenuntersuchungen sind daher erforderlich, vor allem im Hinblick auf Erythropsie, Rotblindheit oder Rotsehen, die als erstes auftreten kann. Auch bei diesen Mitteln ist Vorsicht erstes Gebot. Chloroquine (und Hydroxychloroquine) kann zusammen mit einem Analgetikum wie Aspirin genommen werden – unter Aufsicht des Arztes und ständiger Kontrolle der Dosierung.

Antirheumatoide Medikamente

Die antirheumatoiden Medikamente beeinflussen auf die eine oder andere Weise mehr den Krankheitsprozeß selbst, als daß sie die Symptome lindern. Das vielleicht interessanteste Mittel aus dieser Gruppe ist *Gold*, jenes edle Metall, das die Menschheit im allgemeinen seit alters her und die Ärzte im besonderen seit drei Jahrzehnten fasziniert. Zur Anwendung von Goldsalzen bei der Behandlung von RA kam es durch einen glücklichen Zufall.

Einige Ärzte hielten den Tuberkelbazillus irrtümlich für den Verursacher der RA. Sie betrachteten RA sozusagen als «Tuberkulose der Gelenke». Da man Gold zur Behandlung der Tuberkulose verschrieb – ohne großen Erfolg übrigens –, schien es nur logisch, das auch mal bei Arthritis zu versuchen. Zur größten Freude der Ärzte und Patienten wirkte Gold von Anfang an überraschend gut, obwohl weder damals noch heute klar ist, warum das so ist. Dann begannen sich, wie bei Cortison, ernsthafte Nebenwirkungen zu zeigen, so daß Gold eine Zeitlang wieder aus den Behandlungszimmern verschwand. In jüngster Zeit hat es eine Art Comeback gefeiert. Man verschreibt jetzt allerdings geringere Mengen und untersucht nach den Goldinjektionen Blut und Urin, sowohl um den Nutzen zu testen als auch um unwillkommene Nebenwirkungen festzustellen.

Die Nebenwirkungen von Gold zeigen sich erst richtig, nachdem bereits beträchtliche Mengen eingenommen wurden, denn diese Salze zirkulieren sehr langsam durch das Körpergewebe. Es kann vor allem zu Hautleiden kommen, zu Nieren- und Blutunregelmäßigkeiten sowie zu Knochenmarksstörungen, aber auch Geschwüre im Mund, Übelkeit und manchmal leichte Hepatitis können auftreten. Man schätzt, daß selbst beim heutigen Stand der medizinischen Möglichkeiten ein Patient von vieren mit der Goldbehandlung wegen der Nebenwirkungen wieder aufhören muß. Andererseits zeigen sich bei sieben von zehn Patienten Besserungen, manchmal sogar erhebliche. Im Gegensatz zu einigen anderen Medikamenten, über die ich gesprochen habe, dauert es bei Gold seine Zeit, bis sich zeigt, wie nützlich es sein kann. Seien Sie also geduldig. Es ist möglich, daß Sie bis zu zwei Monaten oder länger warten müssen, bevor Sie eine Erleichterung verspüren.

Die andere Hauptgruppe der antirheumatoiden Medikamente sind die *Penicillamine*, die als ein Nebenprodukt bei der Herstellung von Penicillin, dem wohl bekanntesten Antibiotikum, anfallen. Diese Medikamente haben ähnliche Nebenwirkungen wie Gold, und auch hier dauert es Monate, bis sie positive Wirkung zeigen. Daher überprüft man auch in ihrem Fall Blut und Urin der Patienten sorgfältig, um eine genaue Nutzen-Risiko-Analyse erstellen zu können. Da ich soviel unterwegs bin, ist es für mich schwierig, Gold oder Penicillamine regelmäßig zu nehmen, denn man muß dabei unter ständiger, sorgfältiger ärztlicher Kontrolle stehen. Für Leute, die kein geregeltes Leben führen, sind diese Mittel daher nicht geeignet.

Das also sind die Hauptgruppen der Medikamente gegen Arthritis. Ich habe bewußt nicht jedes Mittel erwähnt, das Sie benutzen *könnten*, denn die, die ich nicht genannt habe, erfordern noch genauere Untersuchungen und Kontrollen, wenn man sich für sie entscheidet.

Auch die Ärzte nehmen da verschiedene Standpunkte ein. Manche empfehlen zum Beispiel *Codein* als schmerzstillendes Mittel, obwohl es unter Umständen süchtig machen oder verschiedene Komplikationen hervorrufen kann, während andere Rheumatologen lieber die Finger davon lassen. Vielleicht fragt Ihr Arzt Sie auch, ob Sie nicht ein Mittel nehmen wollen, welches das körpereigene Immunsystem schwächt, da Arthritis ja eine Autoimmunerkrankung zu sein scheint. Diese Medikamente können stark und gefährlich sein und erfordern sorgfältige Dosierung und Kontrolle.

Dann gibt es erst in letzter Zeit entwickelte, noch im Versuchsstadium befindliche Medikamente bzw. Mittel mit ganz spezifischen Wirkungen (zum Beispiel gegen Harnsäureüberproduktion bei Gicht), die alle irgendwelche «Pferdefüße» haben, die man beachten und über die man sprechen muß.

Ich kann nur meinen Rat wiederholen: Stellen Sie so viele Fragen, wie Ihnen nur einfallen. Wie lange Sie die empfohlenen Tabletten nehmen sollen, wie sie wirken, was für Nebenwirkungen auftreten können, mit welchen Gefahren man rechnen muß und welchen positiven Effekt sie haben. Wenn das Medikament erst neu entwikkelt wurde, fragen Sie den Arzt, ob es wirklich etwas verspricht, was andere Mittel, die bereits auf dem Markt und erprobt sind, nicht bieten können. Gehen Sie auf sichere Resultate aus, nicht auf sensationelle Wunderheilungen über Nacht. In der Medizin gibt es keine Wunder – hervorragende, außergewöhnliche Behandlungen ja, aber keine Wunder.

Medikamente zur Behandlung von Arthritis

Name des Medikaments	Anwendungen	Mögliche Nebenwirkungen
Analgetika (Schmerzmittel		
Acetylsalicylsäure (Aspirin)	Schmerzlinderung, besonders bei Knorpeldegeneration, lokalen Erkrankungen; entzündungshemmend bei RA, Synovitis allgemein, Bechterewscher Krankheit	Übelkeit, Erbrechen, Kopfschmerzen, allergische Reaktionen, Geschwüre, Atembeschwerden, Anämie
Acetaminophen (Thomapyrin, Benuron, Paracetamol)	Leichte, vorübergehende Schmerzlinderung	Bei Überdosis Leber- und Nierenschäden, Cyanose (Blausucht), Anämie
Phenacetin	Leichte, vorübergehende Schmerzlinderung	Bei Überdosis Leber- und Nierenschäden, Cyanose (Blausucht), Anämie
Propoxyphen (Darvon)	Leichte Schmerzlinderung in kurzer Zeit	Benommenheit, Schwindel, Kopfschmerzen, Ausschlag, Magenverstimmungen
Codein	Mäßige Schmerzlinderung, wird jedoch relativ selten verschrieben, weil es süchtig machen kann und Nebenwirkungen hat	Verstopfung, Übelkeit, Benommenheit

Nichtsteroide entzündungshemmende Medikamente		
Phenylbutazon (Azolid, Butazolidin)	Gicht, Synovitis, Bänder- und Sehnen-Arthritis, lokale Erkrankungen	Anämie, Magenverstimmung, Übelkeit, Sodbrennen, Flüssigkeitsretention, Geschwüre, verschwommene Sicht, Knochenmarkschwund
Oxyphenbutazon (Oxalid, Tanderil)	Gicht, Synovitis, Bänder- und Sehnen-Arthritis, lokale Erkrankungen	Anämie, Magenverstimmung, Übelkeit, Sodbrennen, Flüssigkeitsretention, Geschwüre, verschwommene Sicht
Indomethazin (Indozin)	Wie Oxyphenbutazon	Kopfschmerzen, Schwindel, Übelkeit, Magenverstimmungen, Sodbrennen
Ibuprofen (Motrin)	Bänder- und Sehnen-Arthritis, Synovitis, lokale Erkrankungen	Wie Indomethazin sowie manchmal Fieber, steifer Hals bei Lupus-Patienten
Fenoprofen (Nalfon)	Wie Ibuprofen sowie Gicht	Magenverstimmung, Übelkeit, gelegentlich Flüssigkeitsretention
Naproxen (Naprosyn)	Wie Fenoprofen	Wie Fenoprofen
Tolmetin (Tolectin)	Synovitis, Bänder- und Sehnen-Arthritis, Gicht, einige lokale Erkrankungen	Wie Fenoprofen
Sulindac (Clinoril)	Wie Tolmetin	Wie Fenoprofen sowie Ohrensausen, Juckreiz und nervöse Störungen

Name des Medikaments	Anwendungen	Mögliche Nebenwirkungen
Corticosteroide		
Prednison, Prednisolon (Delta-Cortef, Deltason, Orason, Meticorten)	Lindert hauptsächlich Entzündungen in Muskeln und Bindegewebserkrankungen, ebenso bei RA und anderen Formen der Synovitis	Viele und unterschiedliche, je nach verschriebenem System, einschließlich Geschwüre, Hautprobleme, Depressionen, Übergewicht, Beulen, Gesichtshaare, Knochenerweichung, Hautstreifen (Striae), Grauer Star
Triamcinolone, Hexacetomide und andere (steroide Injektionen, unter verschiedenen Handelsnamen auf dem Markt)	Lindert nichtinfektiöse Entzündungen	Relativ wenige, jedoch können Knochenschäden nach einer Serie von Injektionen vorkommen
ACTH (Injektionen, die unter verschiedenen Handelsnamen auf dem Markt sind)	Entzündungshemmend	Die gleichen wie für Prednison
Antirheumatoide Medikamente		
Goldsalze (Myochrysin)	Entzündungshemmend bei Synovitis und RA	Hautprobleme, Blutunregelmäßigkeiten, Nieren, Geschwüre, Übelkeit, Hepatitis (leicht)
Penicillamine (Cuprimin)	Synovitis	Wie oben sowie verzögerte Wundheilung

Anti-Gicht-Mittel		
Colchizin	Erleichtert Schmerzen bei Gichtanfällen und beugt gegen Arthritis vor	Durchfall, Magenschmerzen
Probenicid (Benemid)	Reduziert Harnsäurespiegel im Blut bei akuter Gicht	Unbedeutend
Allopurinol (Lopurin, Zyloprim)	Reduziert Harnsäurespiegel in Blut und Urin	Minimal, aber Hautausschläge und Magenverstimmungen möglich
Immunosuppressiva (Medikamente zur Unterdrückung des Immunsystems)		
Cyclophosphamid (Cytoxan)	Lupus, RA und einige andere arthritische Erkrankungen, bei denen das Immunsystem unterdrückt werden muß	Infektionen, Haarausfall, Blasenstörungen, bei langdauernder Anwendung Krebs möglich
Chlorambuzil (Leukeran)	Das gleiche wie oben	Das gleiche wie oben, ohne Blasenstörungen
Azathioprin (Imuran) 6-Merkaptopurin (Purinethol)	Lupus, schwere Form von RA und einige andere schwere Erkrankungen, bei denen das Immunsystem unterdrückt werden muß	Infektionen, Magenverstimmungen, Möglichkeit von Krebs
Methotrexat	Unterdrückung des Immunsystems	Das gleiche wie oben
Tranquilizer (Beruhigungsmittel)		
Diazepam (Valium) Chlordiazepoxid (Librium)	Hebt die Stimmung, Einschlafmittel	Verschiedene: Benommenheit, Müdigkeit, manchmal Ausschlag, Verstopfung, unfreiwilliger Abgang von Harn oder Stuhl, Zittern

Auf dich selbst kommt es an

Trotz aller Medikamente, die es schon gibt und die zur Zeit gerade getestet werden, kommt es bei jeder Form der Arthritis, einschließlich der Rheumatoiden Arthritis, weniger auf die jeweilige Behandlung an als darauf, wie man selbst mit der Krankheit fertig wird. Ich würde, so sagte mir der Rheumatologe damals gleich, lernen müssen, auf die Signale meines Körpers zu achten, meinen Lebens- und Arbeitsstil entsprechend zu ändern und zu versuchen, mich der RA anzupassen.

Ehrlich gesagt, hielt ich das zu Anfang für unmöglich. Einerseits war ich mir der «Signale» – der Schmerzen – bewußt, aber ich wußte auch, daß Medikamente nicht mehr tun, als das Leben einigermaßen erträglich zu machen. Ich kannte bald alle Medikamente, denn in irgendeiner Phase der Krankheit hatte ich jedes schon mal benutzt – die entzündungshemmenden, schmerzstillenden ebenso wie Gold, Penicillamine und Chloroquine. Andererseits konnte ich, so sehr ich mich auch bemühte, das ständig wiederkehrende Gefühl, vom Schicksal betrogen worden zu sein, nicht einfach abschütteln. «Sie müssen die Tatsachen akzeptieren», sagte der Arzt, «eine langsam, aber unaufhaltsam fortschreitende Krankheit.» Doch manche Menschen akzeptieren leichter als andere. Mir fiel es schon immer sehr schwer, mich zu fügen. Nichts hätte meinen Ehrgeiz und meinen Stolz mehr verletzen können als dieses Gefühl der Ohnmacht und, ich muß es gestehen – der Schande. Für mich war Arthritis eines der schlimmsten Leiden, das ich hatte bekommen können: Weil es so sichtbar ist.

Wenn man ein Loch im Herzen hat, merkt es keiner. Es ist also nicht so schlimm wie ein Gesicht voller Akne oder eine andere entstellende Hautkrankheit. Beim jetzigen Stadium meiner RA wird es immer schwieriger zu verbergen, daß ich behindert bin, und das verletzt meinen Stolz. Manchen Menschen machen solche «Äußerlichkeiten» vielleicht nicht so viel aus, aber ich leide sehr darunter. Es belastet mich auch, wenn meine Kinder sehen müssen, wie ich mich abquäle. Es ist etwas an der Art, wie sie mich ansehen, das ich nicht ertragen kann. Wenn ich also zu Gott bete, daß ich keinen Krebs bekomme, so ist es nicht der Tumor selbst, vor dem ich Angst habe, sondern der langsame, sichtbare Verfall, der die Krankheit begleitet.

Unter diesen Umständen hatte ich, euphemistisch ausgedrückt, einen harten Kampf auszufechten, um von meiner Arthritis nicht überwältigt zu werden. Die Medikamente wirkten schmerzstillend, und die Steroidinjektionen brachten bemerkenswerte, manchmal ans Wunderbare grenzende Erleichterungen. Als ich zum ersten Mal schwere Arthritis-Symptome in den Kniegelenken hatte, während bis dahin Schmerzen und Schwellungen auf Hände und Füße beschränkt gewesen waren, halfen mir die Steroidinjektionen sofort. Seitdem traten dort keine Beschwerden mehr auf, die der Rede wert wären. Aber meine Hände und Füße wurden immer schlimmer, Tabletten und Injektionen brachten nur vorübergehende Besserung. War das, fragte ich mich, alles, was ich erhoffen konnte? Der Anfang vom Ende meines Lebens als erfolgreicher Arzt, begeisterter Sportler und, vor allem, als in jeder Hinsicht aktiver Ehemann und Vater? Gab es nichts, was ich für mich tun konnte, um den Dingen eine positive Wendung zu geben?

Noch während ich mir die Fragen stellte, wußte ich die Antworten. Mein Rheumatologe hatte mir gleich klipp und klar gesagt, daß ich mehr tun mußte, als nur gewissenhaft die Medikamente zu nehmen, die er mir verschrieb. Aber ich war zunächst so verzweifelt, ja, geradezu in Selbstmitleid versunken, daß es eines Anstoßes von außen bedurfte, um meine Haltung zu ändern und die Dinge in einem neuen Licht erscheinen zu lassen.

Kurz nach meinem «Arthritis-Urteil» kam ein Freund

von mir mit Darmkrebs ins Krankenhaus. Er wurde operiert, aber er wußte, daß er Metastasen in der Leber hatte und nicht mehr lange leben würde. Es war jedoch faszinierend und ermutigend zu sehen, was er alles in den paar Monaten zu tun versuchte, die ihm noch zur Verfügung standen. Als es mit ihm zu Ende ging, bat er die behandelnden Ärzte immer wieder, ihn doch noch einen Tag und noch einen Tag länger leben zu lassen, um dies und jenes abschließen zu können. Ich weiß nicht, ob der Gedanke, nur noch begrenzte Zeit als Chirurg praktizieren zu können, mich wirklich veranlaßte, noch intensiver und härter zu arbeiten. Unbewußt mag dies schon der Fall gewesen sein. Und der Tod meines Freundes war für mich wohl so eine Art moralische Mahnung, die Zeit, die mir im Leben noch blieb – mit oder ohne Arthritis –, so gut wie möglich zu nutzen.

Fast noch beeindruckender als das Sterben meines Freundes war für mich folgender Fall, der mich lehrte, nicht nur dem nachzutrauern, was man verloren hat, sondern sich an dem zu freuen, was einem geblieben ist. Eines Morgens sah ich im Red Cross Hospital einen Jungen, der mit einer schweren Verätzung der Speiseröhre eingeliefert worden war, hervorgerufen durch versehentliches Schlucken von Ätznatron. Seine Speiseröhre war vollkommen zu, er konnte nicht mal mehr den eigenen Speichel schlucken, der sich in seinem Mund bildete. Er konnte kauen, aber nicht schlucken. Also brachte man eine Vorrichtung so an, daß die Nahrung durch einen Schlauch von seinem Hals aus in einen kleinen Sack geleitet wure. Ein schrecklicher Zustand für jeden Erwachsenen, ganz zu schweigen von einem Kind. An dem Tag, an dem ich dort war, sah ich diesen Jungen auf der Station sitzen, essen und vergnügt mit seinen Freunden spielen. Er kaute sein Essen, dann fiel es ordnungsgemäß in den Sack an seinem Hals. Als er fertig war, lächelte er, stand auf und ging in ein kleines Zimmer am Ende des Flurs, wo die Schwestern den Sack leerten und dann durch einen Schlauch die Nahrung in seinen Magen führten. Obwohl das Frühstück mit seinen Freunden keinerlei Sinn für den Körper hatte, war es doch entscheidend für die Psyche dieses bemerkenswerten kleinen Jungen. Er wollte ein normaler, geselliger Mensch sein – und er erreichte das, indem er nutzte, was ihm geblieben war.

Von diesem Tag an konzentrierte ich mich weniger auf das, was ich verloren hatte, als vielmehr auf das, was mir geblieben war, und ich versuchte, daraus so viel zu machen, wie ich nur konnte.

Mein erster Schritt auf diesem zugegebenermaßen mühseligen Weg war eine positive Veränderung meiner geistigen Einstellung. Ich gehörte nie zu denen, die zu Tranquilizern oder Antidepressiva greifen, wenn die Lage trübe aussieht, aber ich weiß, daß die Versuchung manchmal groß ist. RA-Patienten leiden oft unter vielen klassischen Symptomen von Depression und Angstzuständen, sie sorgen sich um ihre Zukunft, um Stellung, Einkommen und Familie. Unter Schlaflosigkeit können sie ebenso leiden wie unter mangelnder Begeisterungsfähigkeit und fehlender Lebensfreude, und ein Antidepressivum kann sicher nützlich sein, um über die eine oder andere Hürde hinwegzuhelfen. Doch nur zu Anfang, denke ich. Wenn man seine Einstellung wirklich ändern will, muß man die Lösung in sich selbst finden. Ich hatte Glück, zwei so tapfere Vorbilder zu haben, die mich anspornten. Und als Arzt hatte ich natürlich auch das Privileg, viele Menschen kennenzulernen, die trotz Schmerzen und Behinderung weiterkämpften und ihren Mut nicht verloren.

Für die meisten Arthritis-Patienten wird es wohl am besten sein, wenn sie sich in einer depressiven Phase – bei gelegentlicher Unterstützung durch Antidepressiva – mit ihren Sorgen an einen mitfühlenden Menschen wenden. Das kann der Ehepartner sein, ein Verwandter, ein Freund, aber auch der Pfarrer oder ein Psychotherapeut. Älteren Menschen, die allein leben und deren gesellschaftliche Kontakte oft begrenzt sind, kann der Arzt vielleicht eine Pflegerin oder Sozialarbeiterin vermitteln, die nicht nur zuhören, sondern auch kompetenten Rat geben kann, wie man diese Ängste am besten loswird.

Eines ist jedenfalls klar: Je mehr Sie über die Probleme, die Sie deprimieren, sprechen, desto weniger werden Sie davon deprimiert. Umgekehrt scheinen Depression und Arthritis einander geradezu «aufzuschaukeln»: Wenn man der einen erliegt, verschlimmert sich die andere. Herumzusitzen und darüber zu brüten, was oder was nicht in irgendeiner vagen Zukunft passieren wird, ist Gift für Ihre Arthritis.

Ich bin immer körperlich aktiv gewesen, was im Hinblick auf die Arthritis Vor- und Nachteile hatte. Als die RA fortschritt, mußte ich zu meiner größten Bestürzung feststellen, daß ich nicht mehr mit meinen Kindern spielen konnte. Jedesmal, wenn ich bei Tennis oder Kricket den Ball treffen wollte, verursachte mir der harte Aufprall des Balls auf dem Schläger furchtbare Schmerzen in Händen und Handgelenken. Wollte ich kegeln, wurden die Schmerzen in meinen Schultern unerträglich. Baten die Kinder mich, mit ihnen zu schwimmen, konnte ich wegen der Schmerzen in den Armen nicht kraulen, und wegen der Schmerzen in meinen Füßen konnte ich keinen Ball kicken. All das war ziemlich frustrierend. Andererseits kam die «Rollstuhl-Alternative» nie für mich in Frage. Längere Untätigkeit ist nichts für mich, denn was die Beweglichkeit der Glieder und Gelenke angeht, kann man nur sagen: Wer rastet, der rostet. Bewegung in der einen oder anderen Form ist für die Gesundheit unerläßlich. Wir sind keine Maschinen, die sich durch ständigen Einsatz abnutzen. Der menschliche Körper verfällt sogar schneller, wenn er nicht gefordert wird. Knochen bestehen aus einer ungewöhnlichen Substanz: Je mehr man sie gebraucht, desto widerstandsfähiger wird sie. Das gleiche gilt für die etwa sechshundert Muskeln in unserem Körper. Auch Bänder und Sehnen werden kräftiger, wenn sie benutzt werden, genau wie die Knorpel – dieser «Stoßdämpfer»-Belag der Gelenkknochen –, die auf die zusammenpressenden Bewegungen des Gelenks angewiesen sind, wenn sie gesund bleiben sollen.

Bewegung ist für den Arthritiker mit Gelenkproblemen also nur von Vorteil. Dabei kommt es natürlich darauf an, was für den einzelnen Patienten praktisch durchführbar ist, was ihm gut tut und was ihm Spaß macht. Sollten Ängste und Sorgen Sie bedrücken, so gibt es noch einen zusätzlichen Grund zu körperlicher Bewegung. Denn was könnte einen besser entspannen und geistig wie seelisch ausgeglichener machen als eine halbe Stunde Schwimmen oder ein Tennismatch? *Mens sana in corpore sano* – ein gesunder Geist in einem gesunden Körper – ist, wenigstens meiner Überzeugung nach, eine feststehende Tatsache, die weitgehend ärztliche Billigung findet. Und wenn der Körper mehr oder weniger schwer krank ist, so kann eine «gesunde» geistige Einstellung viel zu seinem Wohlbefinden beitragen.

Bewegung ist also ein wichtiger Punkt in unserem Anti-Arthritis-Programm. Aber *welche* Bewegungen, wie viele und wie oft?

Regelmäßige Bewegung sollte wichtiger sein als eine gelegentliche sportliche Höchstleistung. Besser jeden Tag drei Kilometer in gemäßigtem Tempo laufen oder morgens und abends bestimmte Übungen – auch im Sitzen – ausführen, als einmal in der Woche der Squash-Spieler mit dem härtesten Schlag sein und dazwischen gar nichts tun.

Wieviel soll man nun tun? Hier ist zu bedenken, daß Entzündungskrankheiten wie RA sich manchmal nach körperlicher Bewegung verschlimmern können. Das heißt, Bewegungs- und Ruhephasen müssen sorgfältig aufeinander abgestimmt werden. Zum Thema «Ruhe» nehmen die Ärzte übrigens höchst verschiedene Standpunkte ein. Ruhe, das ist richtig, lindert die Entzündung, aber sie wirkt auf Muskeln, Sehnen und Knochen genau entgegengesetzt wie die Bewegung. Also ist eine Kosten-Nutzen-Analyse zu erstellen, entsprechend den Leitlinien von Dr. James F. Fries: «Die Ärzte stimmen darin überein, daß Bewegung für alle Patienten mit Arthritis, gleich welcher Form, erforderlich ist. Bei Gelenkhautentzündung sollten die Aktivitäten jedoch – solange die akute Entzündung anhält – soweit eingeschränkt werden, daß Schmerz und Entzündung sich nicht verschlimmern.»

Mit anderen Worten: Achten Sie auch in diesem Fall auf die Signale Ihres Körpers. Wenn eine bestimmte Tätigkeit, eine Sportart oder eine Übung, Ihnen Schmerzen bereitet, hören Sie auf damit, probieren Sie etwas anderes, oder führen Sie dieselbe Übung langsamer aus. Man sollte lieber bescheiden anfangen und dann zu Schwierigkeiten übergehen, als gleich Höchstleistungen anzupeilen.

Ich habe ganz allgemein über «Bewegungen» gesprochen, um damit alle Bewegungsarten einzuschließen, angefangen vom Gehen (statt Busfahren) über Sport bis hin zu speziellen Übungsprogrammen. Das Gehen sollte Ihnen selbstverständlich werden, wenn Ihnen etwas an Ihrer Gesundheit liegt. Nicht nur werden Ihre Gelenke länger elastisch bleiben, Ihr Herz wird kräftiger pumpen, Ihr Kreislauf wird stabiler, und Sie werden Ihr Gewicht halten – alles wünschenswerte Extras.

Was den Sport betrifft – entweder man macht sich etwas daraus oder nicht. Für mich war es auch, als ich bereits in den Vierzigern war, unvorstellbar, Schwimmen oder Reiten aufzugeben. Wenn Sie jedoch ein Städter in den Fünfzigern oder Sechzigern sind, der seit seiner Schulzeit nichts auch nur entfernt Sportliches mehr getan hat, so ist das eine andere Sache. Für Sie wäre dann vielleicht die dritte Kategorie – zu bestimmten Zwecken zusammengestellte Übungsprogramme – am geeignetsten (siehe dazu S. 171ff.).

Bevor wir uns jedoch weiter damit befassen, was man selbst zur Erleichterung seiner Arthritis tun kann, möchte ich einen Aspekt der Krankheit zur Diskussion stellen, auf den mich die Leute – verständlicherweise – häufig ansprechen. Wenn die Arthritis, so fragen sie, nur auf ein oder zwei Gelenke beschränkt ist, warum kann man dann nicht durch eine Operation Abhilfe schaffen? Könnten nicht Orthopäden für die Arthritiker das gleiche tun, was wir Transplantations-Chirurgen für Menschen mit kranken Nieren, Hornhäuten und Herzen getan haben? Wie steht es mit Ersatzteil-Chirurgie bei Arthritis?

Chirurgische Eingriffe

In mancher Hinsicht kann man Arthritis mit dem Auto vergleichen: Es gibt viele verschiedene Typen, grundsätzlich sind jedoch alle miteinander verwandt. Aber wenn Ihr Wagen einen Schaden an der Kurbelwelle oder dem Kolben hat, den man nicht durch Anziehen einiger Schrauben oder Austausch von ein oder zwei Dichtungen beheben kann, so ist es immerhin möglich, das Fahrzeug trotzdem über Nacht wieder betriebsbereit zu machen. Und zwar einfach, indem man die schadhaften Teile ersetzt. Bei der Arthritis geht das nicht so unkompliziert. Ein altes, schmerzhaftes Gelenk kann man eben nicht automatisch durch ein neues ersetzen – und für einige arthritische Erkrankungen kommt eine Operation überhaupt nicht in Frage. Auch ist eine solche Operation keine Routine-«Reparatur» wie das Plombieren eines Zahns, sondern sie wird zu Recht als Ultima ratio betrachtet, nicht unähnlich einer Operation am offenen Herzen, wenn alle anderen Maßnahmen zur Gesunderhaltung eines Menschen versagt haben.

Für einige Erkrankungen, wie zum Beispiel Osteoarthrose, ist die Operation jedoch die einzig wirksame Behandlung. Alle schmerzstillenden und entzündungshemmenden Mittel der Welt können das Fortschreiten der OA nicht aufhalten, ebensowenig wie zwei Aspirin den Zahnverfall stoppen können. Wenn ein an OA Erkrankter eine Operation in Erwägung zieht, sollte er vorher aber, zusammen mit seinem Arzt, Risiko und Nutzen genau gegeneinander abwägen.

Normalerweise ist eine Operation, wie nicht anders zu erwarten, am wirksamsten im Zuge der Behandlung örtlich begrenzter Gelenkerkrankungen. Wenn bei Ihnen, wie es auch bei mir der Fall war, zunächst nur ein Fuß betroffen ist, dann beide Füße, Hände und Finger und schließlich noch Knie und Ellbogen, wäre eine Operation keineswegs empfehlenswert. Diese Erkenntnis war für mich ziemlich enttäuschend, denn mein «Geschäft» ist ja die «positive Chirurgie», bei der eine Operation dem Patienten, der sonst Invalide geworden wäre, ein Stück Lebensqualität zurückgibt.

Doch auch bei der operativen Behandlung örtlich begrenzter, genau definierbarer Erkrankungen können Probleme auftauchen – vielleicht kommt der Chirurg nicht gut an das Gelenk heran, oder es ist aus irgendwelchen anderen, technischen Gründen nicht möglich, es zu ersetzen, oder das Ersatzteil ist für diesen speziellen Fall nicht geeignet. Auch das – noch zu geringe – Alter eines Patienten könnte den Chirurgen zum Beispiel nach gründlicher Erwägung dazu veranlassen, von einer Operation Abstand zu nehmen. Bei großen Gelenken wie Hüfte oder Knie sind bisher die besten Ergebnisse durch Wiederherstellungs- oder Ersatzteil-Operationen erzielt worden. Die Aussichten sind in solchen Fällen sogar ausgesprochen positiv, im Gegensatz zu operativen Eingriffen an kleineren Gelenken, die nicht immer zur erhofften Funktionsverbesserung führen.

Allen Einschränkungen und Bedingungen bei chirurgischen Eingriffen zum Trotz ist der größte Fortschritt bei der Behandlung der Arthritis in diesem Jahrhundert wohl im Bereich der Chirurgie erzielt worden. Hüftgelenkersatz-Operationen und Alloplastik- (Ersatz körpereigenen Gewebes durch tote Fremdstoffe) Operationen werden weltweit etwa eine viertel Million Mal im Jahr ausgeführt, und zwar mit der beachtlichen Erfolgsquote von fünfundachtzig Prozent. Allein in England lassen sich laut Professor Verna Wright, einem Rheumatologen von der Leeds University, bis zu vierzigtausend Menschen jährlich ein neues Hüftgelenk einsetzen. Nicht jeder ist allerdings auf Anhieb begeistert von seiner neuen Hüfte. Einige Patienten, vor allem die älteren, haben meist noch andere körperliche Probleme, so daß zwar ihre OA über Nacht «geheilt» ist, sie sich aber trotzdem nicht hundertprozentig fit fühlen.

Wenn Sie also mit Ihrem Arzt über eine solche Operation sprechen, versuchen Sie, so viele Einzelheiten wie möglich darüber zu erfahren, vor allem: was Sie im Endeffekt wirklich dadurch gewinnen. Haben Sie keine Scheu, Ihren Arzt eindringlich zu befragen. Dem Arzt-Patient-Gespräch wurde lange Zeit überhaupt viel zu wenig Bedeutung beigemessen. Das hat sich bei der Ausbildung der Medizinstudenten in den letzten Jahren erfreulicherweise geändert, so daß diese besser in der Lage sein sollten, offen mit ihren Patienten zu reden als viele Ärzte meiner Generation. Ich persönlich habe es immer für sehr wichtig gehalten, genau zu erklären, was ich tun werde und was ich damit zu erreichen hoffe. Es gibt nichts Schlimmeres als einen Menschen, der nach der traumatischen Erfahrung einer großen Operation das Gefühl hat, irgendwie hereingelegt worden zu sein, weil das Ergebnis seinen Erwartungen nicht entspricht. Vertrauen ist stets das A und O einer guten Patient-Arzt-Beziehung – sowohl vor als auch nach der Operation.

Ein weiteres Problem bei *jeder* Chirurgie besteht darin, daß Infektionen auftreten können, wie streng auch die entsprechenden Vorsichtsmaßnahmen sein mögen. Es passiert nicht sehr oft, aber doch oft genug, so daß Sir John Charnley, ein Pionier auf dem Gebiet des künstlichen Hüftgelenks, eine Art «Zelt mit sauberer Luft» für Gelenkoperationen entwickelt hat. Es ist praktisch ein Operationssaal im Operationssaal, ein Zelt, aus dem ständig die Luft nach außen abgesaugt wird, um auf diese Weise alle eventuell herumlungernden gefährlichen Mikroorganismen zu entfernen.

Die *Hüfte* war das erste Gelenk, das man künstlich ersetzen konnte. Heutzutage wird diese außerordentlich hilfreiche Operation als Teil- oder Totaloperation ausgeführt. Bei einer Teiloperation wird der *Femurkopf* (die Kugel des Kugel-Pfanne-Systems bzw. der Oberschenkelkopf) oder das *Acetabulum* (die Gelenkpfanne für den Oberschenkelkopf im Hüftgelenk) ersetzt, bei einer Totaloperation werden *Femurkopf* und *Gelenkpfanne* gleichzeitig ausgewechselt. Der Orthopäde kann unter verschiedenen Konstruktionen künstlicher Hüften wählen. Am bekanntesten ist die Charnley-Prothese (siehe Abb. 8). Frühere Typen wie die Judet-Prothese brachten nur zu Anfang Erleichterung, je länger man sie jedoch trug, desto mehr Beschwerden machte sie, bis sie schließlich wieder entfernt werden mußte. Dagegen kann ein Patient heute erwarten, daß seine Prothese zehn bis fünfzehn Jahre brauchbar bleibt, je nachdem, wie stark sie belastet wird. Die laufenden biotechnischen Forschungen werden sicherlich eines Tages zu einem Gelenk führen, das ein Leben lang hält.

Das künstliche Hüftgelenk weist einiges an faszinierender Technologie auf: Angefangen bei den verwendeten Kunststoffen und Metallen über die Zementierung, die es am Platze hält, bis hin zu Versuchen mit alternativen Materialien wie etwa widerstandsfähiger Keramik. Nicht ohne Berechtigung bezeichnet Sir John Charnley die Totalersatz-Operation des Hüftgelenks als die «wahrscheinlich aufregendste und lohnendste Entwicklung in der orthopädischen Chirurgie der letzten zwanzig Jahre».

Nehmen wir mal an, Sie wollen sich ein künstliches Hüftgelenk einsetzen lassen. Wie werden die Operation selbst und die Zeit danach aussehen? Michael Freeman hat in der bereits erwähnten BBC-Sendung den Vorgang ausführlich geschildert:

> Am Tag der Operation bekommen Sie zunächst eine Injektion und werden daraufhin ein wenig schläfrig. Später erhalten Sie dann eine Vollnarkose, und der

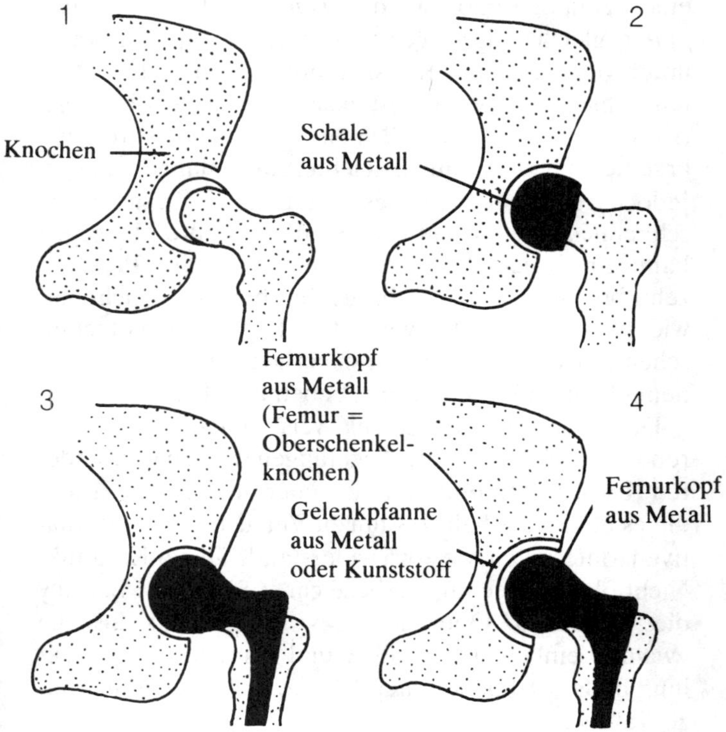

Abb. 8: Hüft-Arthroplastiken: (1) Normale Hüfte. (2) Interposition (Einfügung). (3) Teilersatz. (4) Totalersatz.

Chirurg macht einen Schnitt über dem Hüftgelenk. Er entfernt den erkrankten Knochen aus dem Hüftgelenk und ersetzt ihn durch eine künstliche Kugel und Gelenkpfanne. (Die Gelenkpfanne ist aus Kunststoff, die Kugel meist aus Metall.) Die beiden Teile werden in die lebende Knochensubstanz mit Hilfe eines kalt trocknenden Acryls eingefügt, das auf der einen Seite am Implantat und auf der anderen Seite am Skelett haftet. Dann schließt er die Wunde, ein oder zwei Stunden später kommen Sie wieder zu sich, und der Rest des Tages wird nicht besonders schön sein für Sie. Mit Ihrem Arm hängen Sie an einer Infusion, weil Sie nicht selbst trinken können, und da Sie sich nicht sehr wohl fühlen, bekommen Sie einige Spritzen. Aber schon am nächsten Tag geht es ohne Infusion, und normalerweise sieht man den Patienten schon des Morgens aufrecht sitzen und frühstücken. Am zweiten Tag nach der Operation werden einige kleine Drains entfernt, die gelegt wurden, um das überschüssige Blut, das vielleicht durch das Gewebe gesickert ist, aus dem Bein abzuziehen. Danach kann der Patient aufstehen und das Bein mit seinem vollen Gewicht belasten. Zunächst hat man allerdings das Gefühl, die Muskeln seien gelähmt. Das ist die normale Folge einer derartigen größeren Operation, so daß man einige Tage Stöcke oder Krücken benutzen muß, um nicht hinzufallen. Nach und nach kehrt die Muskelkraft dann wieder, und physiotherapeutische Übungen tragen ihren Teil dazu bei, daß man in etwa zehn Tagen soweit ist, das Krankenhaus – nach Entfernung der Operationsfäden – zu verlassen. Dann kann man Treppen hinauf- und hinuntersteigen, sich anziehen und zu Hause mit etwas Hilfe und zwei Stöcken zurechtkommen. Nach ungefähr sechs Wochen – grob geschätzt – wird es langsam ohne Stöcke oder Krücken gehen.

Während älteren Arthritikern eine Hüftgelenk-Operation wie die eben beschriebene meist empfohlen wird, überlegen die Ärzte es sich bei Jüngeren – die Grenze scheint um die Fünfzig herum zu liegen – lieber zweimal, bevor sie diesen Eingriff vornehmen. Man fragt dann den betreffenden Kandidaten vielleicht, ob der augenblickliche Zustand des Gelenks so schlecht ist oder ob er nur befürchte, es könnte in Zukunft schlimmer werden. Sieht es so aus, als würde sich der Zustand des Gelenks in absehbarer Zeit nicht verschlechtern, wird man ihm vielleicht raten, noch ein paar Jahre mit der Operation zu warten. Gewöhnlich läuft es darauf hinaus, daß die Operation verschoben wird, es sei denn, der Patient könnte sich andernfalls seinen Lebensunterhalt nicht mehr verdienen. Je früher, je besser stimmt nämlich im Falle einer totalen Hüftgelenk-Operation nicht. Man muß bedenken, daß alle künstlichen Ersatzteile, seien sie nun aus Metall oder Kunststoff, der Abnutzung unterliegen und daß nicht garantiert werden kann, daß Ihre Prothese genausolange «hält» wie Sie. Vor allem dann, wenn Sie sportlich aktiv sind oder einen körperlich anstrengenden Beruf haben.

In Sachen *Knie* können die Orthopäden ebenfalls auf beträchtliche Erfolge verweisen, wenn auch nicht in ähnlichem Maße wie bei der Hüfte. Mit ihrer Kugel- und Gelenkpfannen-Struktur ist die Hüfte, obwohl ein Stück komplizierter biologischer Technik, leichter künstlich zu ersetzen, weil auf sie, anders als beim Knie, keine Kräfte von seitwärts einwirken. Man stelle sich vor, ein Kniegelenk wäre wie die Hüfte konstruiert: Die Beinknochen könnten sich zwar frei bewegen, aber sie würden sich seitlich ausrenken, während das Gehen und Laufen ja erfordert, daß sie in einer geraden Linie bleiben. Auch hier hat man sich einiges einfallen lassen, um passende Konstruktionen aus Metall, Kunststoff und Bindemitteln für Teil- bzw. Totalersatz zu finden (siehe

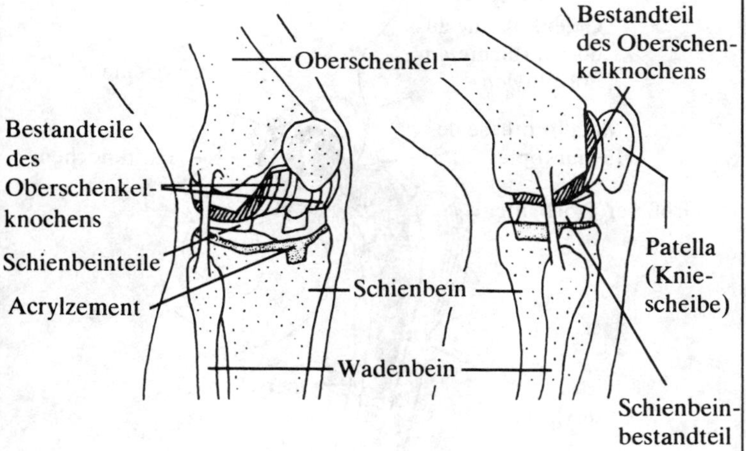

Abb. 9: Totalersatz von Knie- und Hüftgelenken. Hier zwei Totalersatz-Knieprothesen. In der auf der linken Seite gezeigten Technik («mehrzentrisch» genannt) gibt es zwei Oberschenkelknochen- und zwei Schienbeinbestandteile. In der Waldius-Technik (rechts) gibt es ein Oberschenkelknochen- und ein Schienbeinbestandteil.

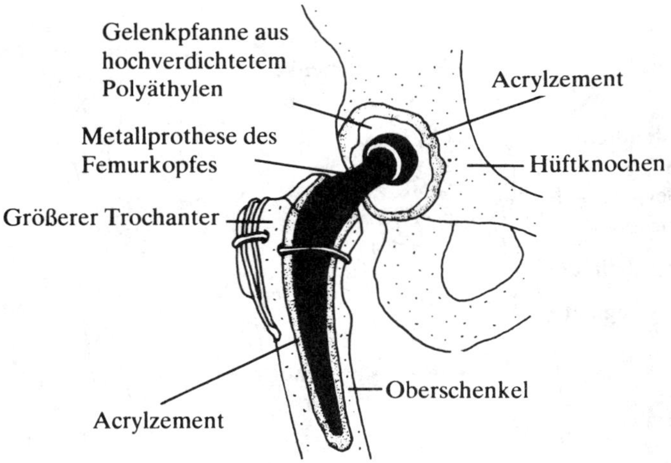

Abb. 9a: Charnleys Technik und Prothese für Totalersatz des Hüftgelenks. Die arthritischen Teile der Gelenkpfanne und des Femurkopfes werden durch ein künstliches Gelenk ersetzt. Die Gelenkpfanne besteht aus hochverdichtetem Polyäthylen, der Femurkopf aus Metall wird mit Acrylzement in den Oberschenkel eingefügt. Der größere Trochanter (Rollhügel des Oberschenkels) wird nach der Operation wieder angefügt.

Abb. 10). Aber es wird noch ein wenig dauern, bis Operationen am Knie ähnlich erfolgreich durchgeführt werden können wie die an der Hüfte.

Das gleiche gilt für einige mehr experimentelle Methoden bei *Ellbogen-, Schulter-, Knöchel-* und *Fingergelenk*ersatz, die alle mit wechselndem Erfolg praktiziert worden sind. Unter den in den letzten Jahren herausgekommenen «Neuheiten» ist vor allem ein drehbares Kunststoff-Fingergelenk aus einem Stück beachtenswert, das Professor J. S. Calnan vom Hammersmith Hospital in London entwickelt hat. Damit konnte man bei einer ganzen Reihe von RA-Patienten ein oder zwei deformierte Fingergelenke ersetzen, ohne daß der Betreffende länger als einen Tag im Krankenhaus bleiben mußte. Der Patient kommt morgens zur Operation herein, erhält unter örtlicher Betäubung ein neues Fingergelenk eingesetzt und kann mittags wieder nach Hause gehen. Die tatsächliche Operation dauert nicht länger als etwa zwanzig Minuten. «Fast wie ein Besuch beim Zahnarzt», meint Professor Calnan, «nur weniger schmerzhaft und aufregend.»

Eine weitere interessante Entwicklung gelang Dr. Andrea Cracciolo von der California University in Los Angeles auf dem Gebiet der Ersatzteil-Chirurgie bei arthritischen *Füßen.* Einundvierzig Patienten, die vorher nur noch mit viel Mühe gehen konnten, hat sie Silikonimplantate – Gummizehen – appliziert. Nach der Operation waren die meisten wieder in der Lage, normal zu gehen und – psychologisch sehr wichtig – schicke Schuhe zu tragen. Mehr als dreißig wurden völlig schmerzfrei. Ein Fünftel der RA-Erkrankungen beginnt in den Füßen, so daß dieser Erfolg in mehr als einer Hinsicht ein wichtiger Schritt vorwärts ist. Es kam mir immer wie ein Zynismus des Schicksals vor, daß die zunächst frappierenden Erfolge der Knie- und Hüftgelenk-Operationen durch Füße vereitelt wurden, auf denen man vor

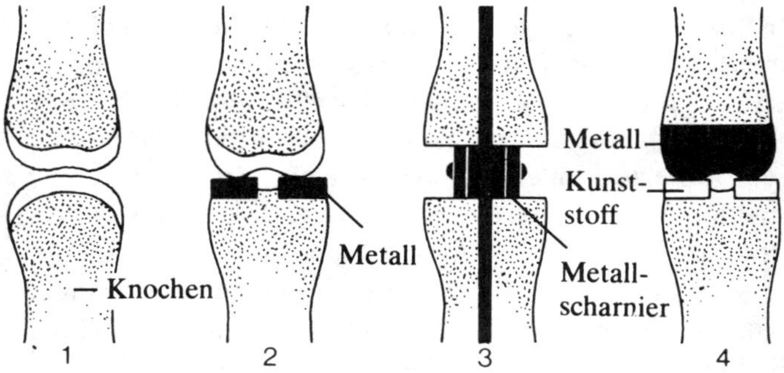

Abb. 10: Knie-Arthroplastiken: (1) Normales Knie. (2) Teilersatz. (3) Totalersatz – Scharniertyp. (4) Totalersatz.

Schmerzen nicht stehen konnte. Hoffen wir also, daß andere orthopädische Chirurgen die Möglichkeiten der Fußoperationen auf diese oder ähnliche Art weiterentwickeln.

Neben den unzweifelhaften Erfolgen beim Gelenkersatz sollte man jedoch nicht vergessen, daß es auch andere Operationen gibt, mit deren Hilfe beachtliche Wirkungen erzielt wurden. Da ist zum Beispiel die *Synovektomie* oder Entfernung der erkrankten und entzündeten Gelenkinnenhaut. Diese Operation ist für RA-Patienten allerdings nur dann geeignet, wenn ein einzelnes Gelenk stärker zerstört ist als die anderen, zumal ihr Ergebnis nicht eindeutig ist. Die Patienten berichteten nach der Operation zwar, daß der Schmerz weg sei, die Gelenkinnenhaut wächst jedoch innerhalb von ein paar Wochen wieder nach, und die Entzündung und mit ihr die Steifheit können wiederauftreten.

Ein Verfahren zur Behandlung osteoarthrose-ähnlicher degenerativer Erkrankungen, *Débridement* (Wundtoilette), ist als eine Art «Frühjahrsputz» der Gelenke beschrieben worden, denn es werden dabei unerwünschte Knochenwucherungen, lose Knochenteilchen und Knorpelstücke aus dem Gelenkraum entfernt, die beträchtliche Schmerzen und Bewegungseinschränkungen verursachen können. Der chirurgische Eingriff besteht buchstäblich darin, das Gelenk zu säubern und Unebenheiten auszugleichen.

Bei der *Osteotomie* wird ein deformiertes Gelenk wieder eingerichtet, indem ein Stück Knochen entfernt und das Gelenk in die richtige Stellung zurückgebracht wird. Das hilft vor allem in Fällen, wo ein Teil der Gelenkoberfläche übermäßig abgenutzt wurde oder das Gelenk stark deformiert ist. Selbst eine geringfügige Richtigstellung kann die Schmerzen wesentlich reduzieren, aber nicht alle Gelenke eignen sich für diesen Eingriff.

Resektion – das ist nichts anderes als die schlichte Entfernung von Knochen. Das hört sich vielleicht etwas brutal an, und sicher gehört diese Technik zu den älteren chirurgischen Eingriffen. Sie kann jedoch bei Erkrankungen des Fuß- oder Handgelenks sehr wichtig sein.

Manchmal ist es nötig, die Festigkeit eines Gelenks zu stabilisiéren, indem man dieses Gelenk – seltsamerweise – auf Dauer steif macht. Der Eingriff wird *Arthrodese* genannt und nimmt dem Gelenk seine Schmerzen auf Kosten der Beweglichkeit. Es kann unter Umständen nämlich besser sein, ein steifes, aber nicht schmerzendes Handgelenk oder Knie zu haben, als sich nur unter Qualen bewegen zu können. Gelegentlich wird die Arthrodese auch im Hüft- oder Rückenbereich vorgenommen. Es ist ein Verfahren mit begrenzter Anwendungsmöglichkeit, kann aber hin und wieder von Nutzen sein.

Manche Gelenkschmerzen, zum Beispiel in den Fingern oder im Handgelenk, können durch Druck auf die jeweils zuständigen Nerven entstehen. Es kann auch sein, daß die Nervenfasern nach einer Verletzung so nachwachsen, daß mehr oder weniger ständige Schmerzen die Folge sind. In diesen Fällen werden *neurologische Operationen* durchgeführt, oft mit gutem Erfolg. Druck auf die Nerven kann auch zu Rückenschmerzen führen, hervorgerufen durch Unregelmäßigkeiten der Bandscheiben oder des Wirbelkanals. Auch hier sind Operationen möglich, werden aber nur selten vorgenommen.

Die Entscheidung darüber, ob Sie das Risiko einer Rückenoperation eingehen wollen, liegt in erster Linie bei Ihnen selbst, denn von sich aus vermeiden es die Ärzte in der Regel, am Rücken zu «schneiden». Ischias zum Beispiel, hervorgerufen durch eine vorgefallene Bandscheibe, die auf den Ischiasnerv drückt, kann durch Ruhe und verschiedene therapeutische Maßnahmen behandelt werden. Bis vor kurzer Zeit war eine größere Operation erforderlich, wenn diese Behandlung fehlschlug. Man hat jedoch entdeckt, daß die Frucht des südamerikanischen Papaya-Baums Enzyme, Chymopapain genannt, enthält, die, in die Wirbelsäule gespritzt, dort den vorstehenden Teil der Bandscheibe digerieren («wegfressen»), so daß der Druck auf den Nerv nachläßt. Es erfordert große Geschicklichkeit, die Injektionsnadel an der richtigen Stelle anzusetzen, wenn das jedoch gelingt, soll die Papaya-Methode eine Erfolgsquote von sechzig Prozent aufweisen – genauso hoch wie bei einer Operation. Eigentlich ist diese Behandlungsart gar nicht so neu, denn man hat sie bereits 1963 ausprobiert. Neu ist jedoch, daß sie, zumindest in England, offiziell genehmigt wurde, weil sie wirksam und sicher ist. Es scheint also eine entwicklungsfähige Alternative zum Operieren zu sein, selbst wenn die Anwendung von Papaya auf den ersten Blick einen Hauch von «Volksheilkunde» zu haben scheint.

Die meisten Leute lassen sich operieren, weil sie Schmerzen haben oder sich nicht richtig bewegen können. Einige wenige jedoch sind mehr am *kosmetischen* Aspekt eines Eingriffs interessiert. Ich kann das gut verstehen, warum sollte man nicht versuchen, auf welche Weise auch immer, besser auszusehen? Ein Wort der Warnung jedoch: Orthopädische Chirurgen sind keine Zauberer. Sie können ein häßlich aussehendes Gelenk bis zu einem gewissen Grad verschönern, aber die Patienten sind manchmal vom Ergebnis enttäuscht. Wahrscheinlich, weil sie der Illusion erlegen sind, daß gut aussehen gleichbedeutend ist mit sich gut fühlen. Dem ist aber nicht so.

Meine persönlichen Erfahrungen mit operativer Behandlung von Arthritis hätten umfassender sein können, wenn ich auf den Rat meines Arztes gehört hätte. Vor einigen Jahren riß plötzlich eine Sehne in meiner linken Hand. Es war eine Sehne, die zum Streckmuskel meines Daumens gehört, folglich blieb mein linker Daumen von nun an nach unten gebeugt. Es störte mich nicht sehr bei der Arbeit. Es gibt nur wenige Bewegungen in der Chirurgie und noch weniger in der Forschungsarbeit, so stellte ich fest, bei denen man den Daumen strecken muß. Also unternahm ich nichts wegen der Sehne.

Einige Zeit später war ich zu einer Generaluntersuchung bei einem befreundeten Arzt. Er sah sich meinen Daumen an und sagte: «Wann ist das passiert? Warum hast du nichts unternommen?» Als nächstes ging ich zu einem Orthopäden, der sah sich die Bescherung kurz an und meinte, er könne die Sehne nicht wieder in Ordnung bringen, da sie sich schon zu stark zusammengezogen hätte. Er könne jedoch eine Sehne aus dem Zeigefinger nehmen und sie verpflanzen. Dann wurde eine Schiene für mich angefertigt, die diesen Finger hochzog und mit der ich nachts schlafen sollte. Sie war aus Aluminium und wirklich sehr lästig im Bett . . . Ich trug sie eine Nacht, dann warf ich sie weg. Wenn mich die Leute also nach chirurgischen Möglichkeiten bei Arthritis fragen, so kommt es mir immer paradox vor, daß gerade ich den Gedanken an eine Operation so lange hinausgeschoben habe. Vielleicht sind Ärzte wirklich schlechte Patienten.

Mit dem Schmerz leben

Schmerz ist eine universale Erfahrung. Und, wie bereits weiter oben erwähnt, keineswegs nur etwas Negatives, sondern zugleich auch ein notwendiges Warnsignal des Körpers, daß irgend etwas mit ihm nicht in Ordnung ist. Ein Leben *ohne* Schmerz wäre eine ausgesprochen gefährliche Sache. Man würde dann zum Beispiel etwas zu Heißes trinken und gar nicht merken, daß man sich den Mund verbrannt hat, oder sich einen rostigen Nagel ins Fleisch jagen und sich eine Blutvergiftung holen, ohne auch nur ein Stechen gespürt zu haben. Kurz, Schmerz ist ein wesentlicher Aspekt unserer natürlichen Körperabwehr – das Frühwarnsystem, könnte man sagen, das einen bevorstehenden Angriff anzeigt.

Gleichzeitig ist Schmerz jedoch unangenehm, quälend, ja unerträglich, und alle unsere Instinkte sind darauf ausgerichtet, ihn wieder loszuwerden, wann immer und wo er auftritt, denn wenn man Schmerzen hat, wiegen auch die sonstigen Probleme des Lebens schwerer, man fühlt sich körperlich und geistig geschwächt. Es fängt vielleicht ganz harmlos an – ein vages Zwicken hier, ein lästiges Ziehen dort. Es kann einen aber auch unvermutet, stark und plötzlich überfallen, so daß einem im wahrsten Sinne des Wortes die Luft wegbleibt. Kein Wunder, daß unsere Vorfahren den Schmerz als Heimsuchung böser Geister betrachteten.

Als Arzt bin ich seit langem mit dem Schmerz in allen seinen Schattierungen vertraut. Schließlich ist er ein wesentliches diagnostisches Hilfsmittel zur Lokalisierung und gezielten Untersuchung von Herz- und anderen Krankheiten. Auf der Universität lernt man, den Schmerz zu respektieren, denn er ist einer der wichtigsten Schlüssel überhaupt zum Verständnis einer Krankheit. Der Schmerz ist also Verbündeter und Feind zugleich.

Diese paradoxe Seite des Schmerzes hat mich schon

immer fasziniert – lange bevor ich ihn sozusagen aus erster Hand zu spüren bekam. Das erste und vielleicht Wichtigste ist, daß die Schmerzschwelle – der Punkt, an dem ein Reiz von unangenehm in schmerzhaft übergeht – sich von Mensch zu Mensch ungeheuer unterscheiden kann, ja, sogar bei ein und demselben Menschen je nach Situation. Ein zehnjähriges Mädchen bleibt vielleicht völlig ungerührt, wenn man es beim Spritzen in den Arm sticht, während der Vater, ein kräftig gebauter Mann, bei der gleichen Prozedur heftig zusammenzuckt. Derselbe Mann, mit der offensichtlich niedrigen Schmerzschwelle, kämpft sich jedoch eine Woche später durch lodernde Flammen, um sein Kind aus dem Feuer zu retten – sein eigener Schmerz scheint ihn nicht zu berühren, so sehr ist er um das Wohlergehen seiner Tochter besorgt.

Diese seltsame Diskrepanz zwischen objektiver Schmerzzufügung und subjektivem Schmerzempfinden kann zu seltsamen Konstellationen führen. Der amerikanische Forscher Dr. Henry Beecher erlebte zum Beispiel als Offizier in der US-Army im Zweiten Weltkrieg, daß Soldaten, die entsetzliche offene Wunden hatten, diesen Schmerz offenbar nicht zu bemerken schienen. Aber die gleichen Männer spielten verrückt, sobald sie den Sanitäter mit einer Spritze kommen sahen. Eine andere interessante Beobachtung ergab sich aus Dr. Beechers Erfahrung mit operierten Patienten, die erwarteten, das wirksamste schmerzstillende Mittel – Morphium – zu erhalten, statt dessen jedoch von Dr. Beecher ein vollkommen wirkungsloses Mittel, ein Placebo, verabreicht bekamen. Trotzdem behaupteten fünfunddreißig von hundert Patienten, die Schmerzen hätten nachgelassen. Die Vorstellung, Morphium erhalten zu haben, war so stark, daß sie anscheinend ausreichte, die Schmerzen zu lindern.

Für diese subjektive und wirklich problematische Natur des Schmerzes gibt es viele Beispiele: Derwische, die beide Wangen mit einem scharfen Metallspieß durchbohren können – anscheinend ohne irgendwie zu leiden; verwundete Soldaten, die größere Operationen ohne Narkose durchstehen; Menschen, die sich im Zustand meditativer Versenkung über das Schmerzgefühl hinwegsetzen können und so die normalen Reflexe ihres Körpers transzendieren. Wenn wir ein wenig besser verstünden, was in solchen Menschen vorgeht, könnten wir Arthritiker dann vielleicht leichter mit unseren Schmerzen fertig werden? Bis zu einem gewissen Grad, glaube ich: Ja, und ich habe ein entsprechendes Sieben-Punkte-Programm aufgestellt. Vorher möchte ich jedoch noch etwas näher darauf eingehen, woher der Schmerz an sich eigentlich kommt und wie er den Arthritiker im besonderen beeinflußt.

Theorien über die Natur des Schmerzes gibt es seit Jahrhunderten, von übernatürlichen Erklärungen bis hin zu Platos Ansicht, daß «scharfe Atome» die Körperatome stechen. Aber erst als der griechische Arzt Galen (ca. 129–199 n. Chr.) begann, Tierkörper zu sezieren, und dabei entdeckte, daß deren Nervensystem direkt mit dem Gehirn verbunden ist, wurde die Basis zu den modernen Erkenntnissen gelegt. Generationen von Ärzten und Naturwissenschaftlern beschäftigten sich mit dem Problem, wie wir auf Schmerz reagieren, und immer wieder kam es dabei zu hitzigen Kontroversen, bis sich in den sechziger Jahren unseres Jahrhunderts aufgrund der «Gate-Control-Theorie» (Schranken-Kontroll-Theorie) eine gewisse Klärung der Sachlage ergab.

Diese von Patrick Wall und Ronald Melzack entwickelte Theorie nimmt an, daß im Rückenmark eine «Schranke» vorhanden ist, die entscheidet, wie groß unser Schmerzgefühl ist. Angenommen, Sie stechen sich in den Finger. Das Signal läuft dann vom Rezeptor in Ihrem Finger zur Schranke im Rückenmark, wo ein

Bündel von Nervenzellen eine den Umständen angemessene Menge Schmerz «freisetzt». Die Schranke ist eine Art neurologischer Kontrollposten, der Signale empfängt und sie gewichtet, bevor er sie ans Gehirn weiterleitet, wo das Schmerzgefühl registriert wird. Verschiedene Rezeptoren behandeln potentiell schmerzhafte Reize auf verschiedene Art. Ein Nadelstich in den Finger verursacht einen sofortigen Schmerz. Sticht man in den Darm, entsteht kein Schmerzgefühl.

Zum Verständnis des Schmerzes gehören demnach der komplexe Mechanismus des Schranken-Kontroll-Systems, die Zuständigkeit der lokalen Rezeptoren und die bereits erwähnten subjektiven Elemente. Geist und Materie sind also bei der Reaktion auf Reize, die wir «schmerzhaft» nennen, unlösbar miteinander verbunden. Zu den situationsbedingten Faktoren, die den Schmerz zu beeinflussen scheinen, gehört die Tages- bzw. Nachtzeit (siehe auch S. 31f.). Vor allem in den frühen Morgenstunden ist der Schmerz oft besonders heftig, wenn, wie die englischen Forscher Hart, Taylor und Huskisson meinen, «der müßige Geist mehr Zeit hat, darüber nachzudenken, wieso diese oder jene Langzeittherapie immer noch keinen Fortschritt gebracht hat». Die drei fanden heraus, daß bei RA, der Bechterewschen Krankheit und möglicherweise auch bei degenerativen Gelenkerkrankungen wie Osteoarthrose und Gicht die Schmerzen frühmorgens und in der Nacht schlimmer sind als zu jeder anderen Zeit unseres Vierundzwanzig-Stunden-Tages. Sie zitieren Fälle von Bechterew-Kranken, deren Rückgrat beim Erwachen so steif war und derart schmerzte, daß es drei, vier Stunden dauerte, bis sie beweglich genug waren, um sich anziehen und zur Arbeit gehen zu können. Ein Patient mußte sich des Nachts alle zwei bis drei Stunden wecken lassen, sonst hätte seine Morgensteifheit es ihm unmöglich gemacht zu arbeiten.

Ich kann sehr gut nachempfinden, was diese Leute fühlen. Wenn ich morgens aufstehe, habe ich stets starke Schmerzen in den Knien, im Rücken und in den Füßen; erst wenn ich mich etwas bewegt habe, lassen Schmerz und Steifheit bis zu einem gewissen Grad nach. Ich glaube, man entwickelt eine höhere Schmerzschwelle, wenn man ständig Schmerzen hat, vor allem jedoch genießt man Schmerzfreiheit viel intensiver als andere Leute. Etwa so wie jener Mann, der auf die Frage, warum er denn andauernd mit dem Kopf gegen die Wand schlage, antwortete: «Weil ich mich immer soviel besser fühle, wenn ich damit aufhöre.» Das gleiche gilt für den Schmerz. Man fühlt sich soviel besser, wenn der Schmerz nachläßt oder sogar ganz verschwindet.

Das soll nicht heißen, daß ich auf irgendeine geheimnisvolle Weise gegen Schmerzen gefeit bin. Weit davon entfernt. Aber ich habe gelernt, meine Schmerzschwelle durch ständige Übung zu erhöhen, und versuche nun, mit dem Schmerz fertig zu werden, mit ihm umzugehen, weniger ihn zu beherrschen oder zu unterdrücken, jedenfalls auf Dauer.

Hier sind meine Richtlinien für eine Anti-Schmerzkampagne:

1. Aktivität ohne Hetze

Im Laufe eines Tages versuche ich, meine Tätigkeiten so weit wie möglich zu variieren, damit ich weder zu lange auf einem Stuhl (oder im Auto) sitze, noch meine Gelenke zu lange strapaziere. Stundenlanges Sitzen am Schreibtisch oder in einer Konferenz, vor dem Fernseher oder im Theater läßt Füße und Knie steif werden und ein Gefühl entstehen, das allmählich in Schmerz übergeht. Dann hilft nur eins: herumlaufen und die Gelenke massieren. Es ist nun mal so: Schont man ein zu Entzündungen neigendes Gelenk allzusehr, kommt es meist zu Problemen – daher ja auch die arthritische Morgensteifheit. Gelenke sind so konstruiert, daß sie bewegt werden müssen. Und selbst wenn die Entzündung nur geringfügig ist, wie etwa bei Osteoarthrose, beginnen die Gelenke zu schmerzen, wenn sie ruhig bzw. längere Zeit in der gleichen Stellung bleiben, zum Beispiel in der leicht verkrampften Haltung während eines Kino- oder Konzertbesuchs.

Auf der anderen Seite strengten natürlich auch lange Operationen meine Hände und Füße beträchtlich an, und in diesem Fall war es schwierig, wenn nicht unmöglich, die Arbeit etwa jede Stunde zu unterbrechen. Das aber sollte eigentlich jeder Arthritiker tun, wenn es irgend geht. Machen Sie Pausen. Legen Sie Ihre Füße hoch, um sie vom Gewicht zu entlasten, wobei die Knie am besten gestreckt sein sollten, nicht gebeugt. Achten Sie auch ein wenig mehr darauf, wie und wie oft Sie sich bücken und strecken, um zum Beispiel eine untere Schranktür zu öffnen oder etwas vom Boden aufzuheben. Am besten ist es, wenn Sie die Dinge, die Sie oft brauchen, in einem Fach oder in einer Schublade in Hüfthöhe unterbringen, und die nicht so gut erreichbaren Fächer Sachen vorbehalten, die Sie nur hin und wieder benutzen.

2. Schmerzlinderung durch Wärme

Bei Gelenkhitze (*calor*), die zu den arthritischen Symptomen gehört, kann die – auf den ersten Blick vielleicht paradox erscheinende – Behandlung mit Wärme sehr wirksam sein: Ein heißes Bad oder eine heiße Dusche an einem kühlen Tag kann bei einem schmerzenden Rücken, einer schmerzenden Schulter oder einem schmerzenden Knie ein wahres Wunder vollbringen. Wenn Sie ein paar Übungen machen wollen, nehmen Sie vorher ein ausgedehntes warmes Bad, oder wärmen Sie auch nur die Gelenke, die am meisten schmerzen, in warmem Wasser, unter einer Wärmelampe oder an einer Wärmflasche. Manche Ärzte empfehlen allerdings auch die genau entgegengesetzte Methode, nämlich Eispackungen oder kalte Kompressen, um einen Zustand des «Nachglühens» hervorzurufen und so den Schmerz zu lindern und die Ausführung von Übungen zu erleichtern. Es ist einen Versuch wert, aber ich persönlich finde, wie die meisten Leute, daß Wärme besser hilft.

3. Mechanische Hilfsmittel

In manchen Fällen von Arthritis kann es hilfreich sein, ein schmerzendes Gelenk ein paar Tage mittels einer Schiene ruhigzustellen. Vor allem das Handgelenk kommt dafür in Frage. Auch im Rücken läßt sich durch ein Stützband, einen Gürtel oder ein Korsett willkommener Halt oder Erleichterung erreichen. Ich selbst habe solche Hilfsmittel allerdings nie als besonders nützlich empfunden. Zwar haben mir Metatarsal-(Mittelfuß-) Einlagen geholfen, lange Operationen im wahrsten Sinne des Wortes «durchzustehen», aber keine der vorhandenen Konstruktionen hat einen derart positiven Effekt, daß ich die Unbequemlichkeit und, wie ich offen zugebe, das Gefühl, daß man mir die Behinderung ansieht, in Kauf nehmen möchte.

4. Vorsicht mit schmerzstillenden Mitteln

Ihre Hand oder Ihr Fuß schmerzt. Sie nehmen zwei Aspirin- oder Thomapyrin-Tabletten. Innerhalb von fünfzehn bis dreißig Minuten läßt der Schmerz allmählich nach und wird, so hoffen Sie, für einige Stunden oder sogar noch länger nicht wiederkehren. Außerdem sind diese Medikamente billig und ohne Rezept zu erhalten. Also müssen sie doch ungefährlich sein, nicht wahr? Warum dann nicht Analgetika täglich verwenden, so wie man Milch in den Kaffee tut oder Zucker in den Tee? Wir leben in einer Tabletten konsumierenden Gesellschaft. Millionen über Millionen werden jeden

Tag genommen. Auf einem Aspirin-Symposium, das 1975 in London am Royal College of Surgeons stattfand, gab Dr. Gordon Fryers eine erschütternde Statistik bekannt: Schätzungsweise 35000 *Tonnen* Aspirin werden weltweit in einem Jahr geschluckt, und an dieser Gesamtmenge ist die vergleichsweise gesunde kleine Insel Großbritannien mit 1500 Tonnen beteiligt – was ungefähr zwei Tabletten pro Person und Woche ausmacht.

Ich habe intensiv über den so alarmierend gestiegenen Medikamentenverbrauch in den vergangenen Jahren nachgedacht und bin zu der Ansicht gekommen, daß es mehr und mehr zu einer – verhängnisvollen – Gewohnheit geworden ist, gegen alles und jedes, ohne viel nachzudenken, eine Pille zu schlucken, als ließen sich unsere Probleme mit dem Griff nach dem richtigen Stück Chemie lösen – sei es nun der Schmerz bei Arthritis oder Depressionen nach einer Scheidung. Und wenn wir zum Arzt gehen und er schreibt uns kein Rezept, fühlen wir uns betrogen, als würden unser Leid und Elend nicht genug gewürdigt.

Ich will damit keineswegs sagen, daß schmerzstillende Mittel nicht ihren Platz bei der Behandlung von Arthritis haben sollten, vor allem solche, die, wie Aspirin, zusätzlich noch entzündungshemmend wirken. Ich möchte jedoch aus meiner eigenen Erfahrung als Arthritiker postulieren, daß Analgetika nur eine begrenzte Rolle spielen dürfen. Selbst die stärksten schmerzstillenden Mittel (die auch noch süchtig machen können, was eine zusätzliche Abschreckung sein sollte) verdecken nur die eigentlichen Ursachen der Arthritis und rufen erhebliche Nebenwirkungen hervor, wenn sie im Übermaß genommen werden. Nehmen Sie also Analgetika, wenn es sein muß, aber so sparsam und so selten wie möglich. Ich selbst ziehe übrigens entzündungshemmende Mittel zur Schmerzlinderung vor – versuchen Sie es doch auch einmal damit.

5. Entzündungshemmende Medikamente
Was immer auch die pharmazeutische Industrie bei der Werbung für ihre Produkte angibt: Ein Medikament kann einfach nicht für jeden die gleiche Wirkung haben. Ich hielt es für ganz nützlich, mal mit Hilfe meines Arztes eine ganze Reihe der auf dem Markt befindlichen entzündungshemmenden Mittel auszuprobieren. Einige, so fand ich heraus, ließen die Schwellungen an meinen Händen und Füßen zurückgehen und die Schmerzen abklingen, aber sie hatten unangenehme Nebenwirkungen auf den Magen. Also versuchte ich es mit anderen, die meine Verdauung nicht beeinträchtigten, denn normalerweise müssen die entzündungshemmenden Mittel regelmäßig eingenommen werden. Von Zeit zu Zeit griff ich auch, bei einem sehr schweren Anfall, zu Cortison-(oder cortison-ähnlichen)Injektionen, oft mit hervorragendem Ergebnis. Ich widerstehe jedoch der Versuchung, Cortisoninjektionen zu häufig zu wiederholen – wegen ihrer wohlbekannten unerfreulichen Nebenwirkungen. Ich behalte sie äußersten Notfällen vor und möchte Ihnen raten, auch so zu verfahren.

6. Die Gefahren der Introversion
Laut Dr. Frank Dudley Hart spürt ein eher extrovertierter Mensch, der sich weniger mit sich selbst als mit dem, was um ihn herum vorgeht, beschäftigt, weniger Schmerz in den geschwollenen Gelenken als ein introvertierter, grüblerisch veranlagter. «Ein Arthritiker, der lebhaftes Interesse an seiner Umwelt zeigt, braucht zweifellos weniger schmerzstillende Tabletten als einer, dessen Denken vor allem um sich selbst und seine Sorgen kreist. Das beste Analgetikum ist geistige Aktivität. Arbeit und Anteilnahme am Geschehen ringsum lenken vom Schmerz ab.»

Natürlich wählen wir uns unsere Persönlichkeit nicht aus, wenn also jemand von Natur aus introvertiert ist, mag er hier etwas im Nachteil sein. Aber wenn man seine Veranlagung kennt, kann man einiges dagegen tun und sich ganz bewußt «ins Leben stürzen». Motivation und Ehrgeiz, der Wille zu gewinnen oder sich an Dingen zu beteiligen, die andere tun, können überraschende therapeutische Wirkungen haben. Es ist fast so, als ob die Fähigkeit des Körpers, Schmerz zu empfinden, in eine andere Richtung gedrängt würde, als ob die Energie, die man für bestimmte Dinge aufwendet, dem entzündeten Gelenk «Schmerz-Energie» entzieht. Bei vielen Gelegenheiten habe ich den Schmerz überwunden, weil ich etwas vorhatte.

Oft wache ich morgens auf und würde am liebsten im Bett bleiben, weil meine Gelenke so weh tun – dann, später am Vormittag, könnte man ja langsam und vorsichtig aufstehen, ein geruhsames Bad nehmen und schließlich, nach einer Wärmebehandlung, den Arbeitstag beginnen. Aber schon seit Jahren gebe ich diesen Gefühlen nicht mehr nach. Wenn der Patient an diesem Morgen um 8 Uhr 30 in den Operationssaal gerollt wird, will ich dort sein, geschrubbt und bereit für einen Arbeitstag von vielleicht sechs, acht oder zwölf Stunden. Gar nicht mal so sehr deshalb, weil es dem Patienten vielleicht noch schlechter ging als mir (obwohl das oft genug zutraf), sondern weil ich wußte, wenn ich mich nicht dazu zwang, bestimmte Dinge zu tun, würde es sehr schnell damit enden, daß ich überhaupt nichts mehr tat . . . und dann kann man's gleich ganz lassen. Aber genau das will ich nicht, und ich denke, Sie auch nicht.

7. Zukunftsängste und wie man damit fertig wird

Ängste entstehen meist aus Ungewißheit, vagen Befürchtungen, unangebrachten Projektionen. Als meine Arthritis diagnostiziert wurde, beunruhigte mich weniger die Tatsache, daß ich RA hatte, sondern all die ungewissen Implikationen für mein Leben, die die Krankheit mit sich brachte: Würde ich noch mit meinen Kindern Kricket am Strand spielen können; würde ich weiter mit meiner Frau ausgehen und reiten können; wie lange würde ich noch operieren können? Mein Arzt konnte mir da auch nur teilweise weiterhelfen. Er konnte mir sagen, wie seiner Meinung nach meine Arthritis in streng medizinischem Sinne verlaufen würde, aber meine eher irrationalen Ängste und Befürchtungen, meine Unvernunft und meinen Schrecken vor der Zukunft konnte er mir nicht nehmen.

Mit den Ungewißheiten kamen auch Depressionen. Obwohl ich von Natur aus eher ein «sonniges Gemüt» habe und nicht sehr launisch bin, versank ich nun von Zeit zu Zeit in einer Flut depressiver Gedanken. Wohl keiner ist vor solchen Phasen der Mutlosigkeit und Deprimiertheit gefeit.

Ich habe außerdem festgestellt, daß eine enge Beziehung zwischen meinen Ängsten und meiner Schmerzempfindlichkeit besteht: Wache ich schon steif und schmerzgepeinigt auf, stellen sich auch rasch meine Ängste ein. Wenn ich morgens verhältnismäßig schmerzfrei erwache, erscheint mir die Welt in einem vergleichsweise rosigen Licht, und meine Ängste haben an einem solchen Tag gar keine Chance. Mit anderen Worten: Man befindet sich in einem Teufelskreis von Angst und Schmerz, dem man versuchen muß zu entkommen. Manche Leute werden zu einem – hoffentlich sparsamen – Gebrauch von Antidepressiva Zuflucht nehmen, aber so wirksam sie manchmal auch sein mögen, ich selbst halte nicht viel davon, da die Gefahr des Abhängigwerdens, der Sucht, zu groß ist. Ich versuche, wenn es irgend geht, mit meinen Ängsten ohne diese Hilfsmittel fertig zu werden. Damit einem das gelingt, muß man zunächst zwei Dinge tun:

1. Überlegen Sie, was genau Sie eigentlich beunruhigt. Dann nehmen Sie sich Punkt für Punkt einzeln vor

und wägen ab, inwieweit diese oder jene Furcht wirklich berechtigt ist. Leben Sie nicht mit zahllosen Ängsten, die sich auch noch untereinander den Rang streitig machen. Teile und herrsche ist die Devise.

2. Sprechen Sie über Ihre Sorgen mit Menschen, die Ihnen nahestehen. Das kann der Ehepartner, ein Freund oder ein Verwandter sein, aber auch ein Therapeut oder ein Seelsorger.

Schon allein die Verwirklichung einer dieser Maßnahmen kann in sich eine schmerzerleichternde Übung sein.

Tips für Erleichterungen im Alltag

Arthritis ist einem ständigen Kriegszustand zu vergleichen. Manchmal ist man einem direkten Angriff ausgesetzt, manchmal wird einem ein kurzer Waffenstillstand gewährt, meistens jedoch ist man in die verschiedensten Geplänkel mit dem Feind verstrickt.

Wer mein Buch *Mein Weg als Arzt und Mensch* gelesen hat, weiß, daß ich seit jeher von dem Wunsch motiviert wurde, die Lebensqualität zu verbessern. Ich war immer eher bereit, ein Experiment, wie es eine Herzverpflanzung ist, zu wagen, als zuzusehen, wie ein weiteres menschliches Wesen in Elend und Verzweiflung verfiel. Natürlich – eine Operation kann mißlingen, oder die nachoperativen Maßnahmen zur Unterdrückung der Gewebeabwehr können erfolglos sein. Aber wenigstens *tut* man etwas und fügt sich nicht in das Unvermeidliche. Fatalismus hat in der Medizin keinen Platz.

Diese meine Philosophie als Arzt habe ich auch auf mein Leben als Patient übertragen. «Patient» – geduldig – bin ich eigentlich nie gewesen. Ich neige sogar dazu, höchst *un*geduldig zu sein über die Beschränkungen, die mir die RA in wachsendem Maße auferlegt, und versuche, sie so weit wie möglich zu reduzieren.

Zu Hause zum Beispiel sollte man seine Alltagsumgebung, wo irgend machbar, den eigenen Bedürfnissen anpassen: Warum etwa nach winzigen Schaltern herumtasten oder sich bücken, um das Fernsehgerät anzuschließen, wenn ebensogut eine Kordel zum Einschalten oder Stecker in Hüfthöhe installiert werden können? Warum nicht eine einfache Geländerstange oder Handleiste neben der Treppe oder im Bad anbringen lassen, wenn man weiß, daß man mit den Hüften und Knien immer Schwierigkeiten hat?

Ich meine damit nicht, daß Sie sich in Unkosten stürzen sollen, um, sagen wir, einen elektrischen Lift einbauen zu lassen. Auch sollen Sie Ihr Haus oder Ihre

Wohnung nicht in ein verrücktes Erfinderparadies verwandeln. Aber denken Sie mal in Ruhe über Ihre täglichen Gewohnheiten nach, und richten Sie sich dann alles so ein, wie es für Sie am geeignetsten ist. Seien Sie kein Märtyrer einer unangemessenen Umgebung, nur weil Sie vor sich selbst nicht zugeben wollen, daß Sie in einer besonderen Lage sind.

Gehen wir nun mal einige Punkte durch, was man so im Laufe eines normalen Tages tut und wie man es sich dabei am kommodsten machen kann:

Sitzen

Der ideale Stuhl sollte bequem sein und gleichzeitig dem Rücken eine gute Stütze bieten – vielleicht wäre ein Stuhl mit Armlehnen am geeignetsten. Wenn Ihre Knie steif sind, achten Sie darauf, daß er nicht zu niedrig ist, sonst haben Sie Schwierigkeiten beim Aufstehen. Es gibt auch Spezialstühle, die einem mittels eines Mechanismus vom Sitzen in eine aufrechte Position verhelfen. Wenn Sie zum Schreiben oder Tippen regelmäßig an einem Tisch sitzen, versehen Sie ihn mit guten, schwenkbaren Rollen, so daß Sie ihn leicht wegschieben können, wenn Sie aufstehen wollen.

Trickbewegungen

Das Bad stellt einen oft vor besonders schwierige Probleme. Abgesehen davon, daß man verschiedene Hilfskonstruktionen anbringen lassen kann – wie zum Beispiel einige Stufen, um besser in die Badewanne hinein- und wieder aus ihr herauszukommen –, erweisen sich für manche der morgendlichen und abendlichen Verrichtungen sogenannte «Trickbewegungen» als ausgesprochen nützlich. Dabei muß man lernen, den Schmerz durch Abänderung der normalen Bewegungsabläufe und Einsatz anderer Muskeln zu kompensieren. Im Augenblick zum Beispiel habe ich ziemlich schlimme Arthritis in beiden Handgelenken, und das Baden fällt mir sehr schwer, da ich mich nicht mit meinen Händen abstützen kann, um aufzustehen oder mich hinzusetzen. Also benutze ich meine Ellbogen, um in die Wanne rein- und wieder rauszukommen. Auch sonst muß ich jede Bewegung vermeiden, bei der man sich mit den Händen aufstützt und so die Handgelenke belastet. Da meine Ellbogen und zunächst auch meine Schultergelenke nicht betroffen waren, habe ich sie benutzt, um aus einer sitzenden oder liegenden Position hochzukommen. Auch wenn ich von einem Stuhl aufstehen will, muß ich die Ellbogen zu Hilfe nehmen.

Sie werden feststellen, daß jeder, der aus dem einen oder anderen Grund bestimmte Bewegungen nicht ausführen kann, irgendwelche Trickbewegungen anwendet. Bei einem Autounfall verletzte sich zum Beispiel meine Frau Barbara am Brachial-(= Oberarm)Plexus. Als Folge davon war ihre rechte Schulter teilweise gelähmt, und sie konnte ihre rechte Hand beim Frisieren nicht mehr hinter den Kopf führen. Was tat sie also? Sie nahm ihre linke Hand zu Hilfe, um die rechte in Position zu bringen – aber das Ganze geschah so unauffällig, daß man es kaum bemerkte. Zu diesen Trickbewegungen greift man automatisch und lernt sehr rasch, einen (noch) gesunden oder schmerzfreien Körperteil anstelle eines anderen einzusetzen. Ich habe einen solchen «Trick» sogar beim Baden entwickelt: Als ich später auch Schmerzen in meinen Schultergelenken, vor allem in meinem rechten Schultergelenk bekam, war es mir vor Schmerzen kaum möglich, den Rasierapparat ans Kinn zu halten. Also nahm ich dafür meine linke Hand zu Hilfe.

Arbeit in der Küche

Auch die Küche kann für einen RA-Kranken manche Schwierigkeiten bergen. Herde scheinen nie die richtige Höhe zu haben: Ständig muß man sich bücken oder strecken. Warum da nicht zum Beispiel eine lange, fortlaufende Arbeitsplatte neben dem Herd anbringen, so daß schwere Töpfe und Pfannen nicht gehoben werden müssen, sondern geschoben werden können? Wasserhähne mit langem Griff – in der Chirurgie üblich – könnte ich mir auch im Haushalt als sehr praktisch für arthritische Hände und Finger vorstellen. Oder falls sich ein solcher Griff bei Ihnen zu Hause nicht anbringen läßt, könnte sich vielleicht ein Schlüssel zum Aufdrehen des bei Ihnen installierten Wasserhahns als hilfreich erweisen. Geräte wie Kühlschränke sollten in Augenhöhe angebracht werden. Griffe an Herden, Backöfen usw. können ebenfalls ohne große Kosten so geändert werden, daß sie sich einer arthritischen Hand anpassen. Ich habe auch sinnvolle Entwicklungen gesehen wie Tee- und Kaffeekannen, die auf einer Scharnierplatte stehen, die sich kippen läßt, so daß man die Kanne nicht zu heben braucht.

Hilfsmittel und Hilfsgeräte

Es gibt zu viele dieser Hilfsmittel, als daß man sie alle hier anführen könnte. Angefangen von größeren Posten wie automatischen Treppenaufzügen, für die man Umbauten im Haus vornehmen muß, bis hin zu einfachen Anpaßmechanismen an vorhandene Gegenstände wie Zahnbürsten oder Schlüssel, wobei Material verwendet werden kann, das überall für wenig Geld zu haben ist. Auf jeden Fall sollten Sie, bevor Sie ein oder mehrere Teile der im folgenden angeführten Ausrüstung kaufen, nicht nur Ihre finanziellen Möglichkeiten prüfen und überlegen, was Sie wirklich dringend brauchen. Sie sollten auch, bevor Sie sich für die Benutzung bestimmter Hilfsmittel entscheiden, unbedingt mit Ihrem Arzt sprechen. Er ist vielleicht der Meinung, daß es besser wäre, ein Körperglied weiterhin nach Möglichkeit zu bewegen, anstatt sich mit Gebrechlichkeit abzufinden und ein Hilfsgerät zu benutzen, und sei es noch so genial.

Hilfsmittel und -geräte für die Küche

Von den zahlreichen Erfindungen zur Erleichterung des Kochens und Essens hier eine Auswahl:

Gekaufte Artikel

Spezialmesser, -gabeln, -löffel, -krüge
Teller-Schutzvorrichtungen, um das Verschütten zu vermeiden
Ansaug-Eierbecher
Wandbüchsenöffner
Einhändiger Kartoffelschäler, Schneebesen, Tablett
Rutschfestes Tablett
Milchsparkocher (verhindert Überkochen)
Schutzvorrichtung für Kochtopf
Aufwärmgerät für eine Tasse
Marmeladenglas-Öffner
Kartoffelstampfer (D-förmig)

Selbstgemachte Artikel

Griffe für Besteck
Vergrößerung für Besteckgriffe
Rutschfestes Hackbrett und Tablett
Teekannen-Kippvorrichtung
Schlüssel zum Wasserhahn-Aufdrehen
Anheftschürze (hat Draht statt Bänder)
Vergrößerte Topfdeckelgriffe (Holz)
Marmeladenglasdeckel (mit angebrachtem Holzstück, um das Drehen zu erleichtern)

Kartoffel- und Obsthalter (zum Schälen)
Gepolsterte Löffelgriffe (nehmen Sie Verbandwatte oder Mullbinden, um den Griff zu vergrößern)
Verlängerungen für Griffe (nehmen Sie die Gummihandgriffe von Fahrrädern)

Hilfsmittel und -geräte für das Bad und zum Ankleiden
Die meisten Utensilien für das Bad müssen wohl gekauft werden, aber einige kann man leicht selbst herstellen. Auch Ankleide-Hilfen sind normalerweise ziemlich einfach selber zu machen.

Gekaufte Artikel
Toiletten- und Badewannen-Handgriffe
Erhöhter Toilettensitz (macht die Toilette höher, man kann leichter darauf sitzen)
Aufklappbarer Toilettensitz
Rutschfeste Sicherheitsmatten aus Gummi
Hosenträger zum Anklemmen
Selbsthaftende Strümpfe
Büstenhalter mit Vorderverschluß
Elastische Schuhbänder (man muß sich nicht bücken, um sie zu öffnen)
Schuhlöffel mit langem Griff
Rutschfeste Sohlen

Selbstgemachte Artikel
Schlaufen an Handtüchern (aus Band oder Gummi)
Zahnbürstenhalter (aus Aluminiumtuben)
Schlaufen an den Socken (mit gebogenem Stock hochziehen)
Krawatte zum Überziehen (Gummiband um den Hals)
Dehnbare Manschettenknöpfe (Gummiband zwischen den Knöpfen)
Haarbürstenhalter mit festem Griff (Gummiband auf der Rückseite, um die Hand durchzustecken)

Schwamm am Griff (hölzernen Kleiderbügel benutzen)
Nagelbürste zum Ansaugen (klebt am Becken fest)
Vorrichtung zum Wasserhahnaufdrehen (aus Holz)
Hilfsmittel zum Waschen (Abwaschschwamm mit langem Griff, auf den man Waschlappen steckt)

Hilfsmittel und -geräte für die Fortbewegung
Das gebräuchlichste Hilfsmittel für die Fortbewegung ist natürlich der Stock. Aber was macht man beim Treppensteigen? Man könnte zum Beispiel eine Schlaufe am Stock befestigen, so daß dieser am Arm hängen kann, während man sich am Geländer hochzieht. Möglich wäre auch eine Vorrichtung aus Stock und Halbstufe für sehr hohe Stufen. Die Halbstufe – ein hölzerner Kasten, an dem der Stock befestigt ist – wird bei jedem Schritt hochgehoben.

Gekaufte Artikel
Rollstuhl
Kippstuhl
Kinderwagenklammern (um Einkaufstaschen am Stock zu befestigen)
Aufheber (lange, gefederte Drahtzange)

Selbstgemachte Artikel
Laufrollen an Stühlen
Rampen auf Stufen (für manche leichter zu gehen)
Geländer an Treppen

Hilfsmittel und -geräte für Freizeit und Erholung
Sehr nützlich zum Lesen sind eine Buchstütze sowie eine Vorrichtung zum Umblättern, bestehend aus einem Gummifinger, den man über einen passenden Stock stülpt. Auch Bücher mit großer Schrift und Vergröße-

rungsgläser (auf einem Ständer) sind vorteilhaft. Freizeit-Hilfsmittel lassen sich übrigens gut selber machen:

Halter für Bleistift oder Federhalter: ein leichter Golfball aus Plastik.
Hilfsmittel beim Tippen: Stecken Sie Bleistifte mit Gummienden in zwei kurze Stücke vom Besenstiel – ideal für Finger, die nicht mehr beweglich genug sind.
Telefonwähler: Ein kleines, spazierstockförmiges Kunststoffröhrchen (läßt sich biegen, wenn man es in kochendes Wasser steckt) geht sehr leicht in die Löcher der Wählscheibe.
Zum Umblättern der Seiten: Versuchen Sie, mit Plastikwäscheklammern oder Büroklammern die Seiten voneinander zu trennen.
Spezialkartenhalter: Eine Scheuerbürste aus Nylon erfüllt den Zweck sehr gut, oder Sie schneiden Rillen in ein Stück Holz.
Nadelständer: Stecken Sie die Nadel zum Einfädeln in einen großen Korken.
Stopfhalter: Ein Stopfpilz aus Holz kann leicht in einen G-förmigen Schraubstock gesteckt werden, um ihn auf dem Tisch festzuhalten.
Pfeifenhalter: Für jemanden, der die Arme nicht heben kann, kann die Pfeife mit einer Federklemme an einem Besenstiel befestigt und so angebracht werden, daß sie in Mundhöhe ist.

Schlafen

Das Schlafzimmer ist angeblich ein Ort der Ruhe und Erholung, für viele Arthritiker jedoch in Wirklichkeit eine Schreckenskammer. Guter Schlaf ist wichtig für uns alle, ob mit oder ohne Gelenkprobleme, ob wir nun mit bescheidenen fünf Stunden Schlaf auskommen oder die «normalen» acht bis neun brauchen. Und das A und O guten Schlafs ist das richtige Bett. Ich brauche einfach eine körpergerechte Matratze von bester Qualität, und ich habe gern ein niedriges Bett, damit ich morgens leichter rauskomme. In Südafrika ist es weiter kein Problem, sich warm zu halten, aber in kühleren Nächten denke ich mir nichts dabei, Bettsocken anzuziehen oder die elektrische Wärmedecke einzuschalten. Ansonsten benutze ich seit vielen Jahren eine gute Steppdecke, die leicht und warm zugleich ist.

Sexualität

Soweit mir bekannt ist, wird niemand durch Arthritis impotent bzw. frigide, aber der Geschlechtsverkehr selbst, der ja nun mal mit körperlicher Aktivität verbunden ist, kann problematisch werden. Selbst während des Verkehrs fühlt man Unbehagen. Obwohl man ihn genießt, ist er schmerzhaft. Manchmal genügt es vielleicht, einfach die Stellung zu wechseln. Bei Seitenlage zum Beispiel werden Hand- und/oder Ellbogengelenke des Mannes bei weitem nicht so strapaziert wie bei der üblichen «Mann-auf-Frau-Position». Überhaupt sollte man das Liebesspiel abwechslungsreicher gestalten. Und wenn die Frau die «gesunde Hälfte» in einer Partnerschaft ist, fällt ihr nun eher die Rolle der Aktiven, Führenden zu.

Auf jeden Fall sollte die Arthritis nie der Grund dafür sein, daß zwei Menschen nicht mehr miteinander schlafen. Ich kann mich erinnern, im Fernsehen einmal eine Dokumentation über einen Mann gesehen zu haben, der vom Hals abwärts gelähmt war . . . Als man ihn auch über den intimen Aspekt seiner Ehe befragte, grinste er schelmisch und sagte: «Oh, nun, man kann immer noch eine Menge tun. Fragen Sie meine Frau!»

Kleidung

Sie können sich das Leben einfacher machen, wenn Sie Kleidung tragen, die locker sitzt, bequem ist, sich leicht an- und ausziehen, öffnen und schließen läßt. Reißverschlüsse sind besser als Knöpfe, Klettverschlüsse prak -tischer als etwa Druckknöpfe. Lassen Sie die Finger von jeder Bekleidung, einschließlich (hochhackigem) Schuhwerk, die Ihre Arthritis direkt verschlimmert. Wenn Sie Schick und Geschmack haben, können Sie sich sicher auch eine «arthritisgerechte» und doch flotte Garderobe zusammenstellen.

Autofahren

Eine Alltagstätigkeit, die jeder Arthritiker bald mit Vorsicht zu genießen lernt, ist das Autofahren. Vor allem muß man für möglichst problemloses Ein- und Aussteigen sorgen, und zwar sowohl von der Fahrer- wie von der Beifahrerseite aus. Außerdem müssen die Bedienungseinrichtungen wie Gangschaltung und Lenkrad bequem erreichbar und der Fahrersitz so eingestellt sein, daß Sie Ihr Kniegelenk in einem möglichst stumpfen Winkel halten können. Gute Hüft- und Rückenstützen sind unentbehrlich, besonders auf langen Reisen. Sie werden merken, daß automatische Schaltung und Servolenkung das Fahren sehr erleichtern.

Ein Wort über Kinder mit Arthritis

Was ich bisher über die Alltagsprobleme von Arthritikern gesagt habe, betrifft Erwachsene. Wir haben jedoch schon weiter oben erwähnt (siehe S. 37f.), daß auch Kinder Arthritis bekommen können. Allein in

England wird ihre Zahl auf rund 6000 geschätzt, manche erst ein Jahr alt. Sieben von zehn werden zum Glück völlig wiederhergestellt, aber für die Zeit ihrer Krankheit – und für die restlichen dreißig Prozent – muß nach Wegen gesucht werden, ihnen ihr Leiden so weit wie möglich zu erleichtern. Abgesehen von Operationen, die in manchen Fällen ausgezeichnete Resultate erbringen, kann man mit Physiotherapie, Übungen (unter Aufsicht des Arztes, versteht sich) und manchmal mit Schienen zur Verhinderung von Mißbildungen viel erreichen. Schwimmen hilft Muskelspannkraft und Beweglichkeit der Gelenke erhalten, während harte Sportarten wie Fußball oder Basketball durch die ständigen, oft heftigen Körperkontakte, das Drehen und Springen schädlich für die Gelenke sein können.

Vor allem quält die Eltern eines arthritischen Kindes wahrscheinlich das Gefühl, daß ihr Kind «anders» ist als seine Altersgenossen – nicht nur auf sportlichem Gebiet, sondern auch, weil es infolge längerer Krankheitspausen nicht regelmäßig am Unterricht teilnehmen kann und so schulisch ins Hintertreffen gerät. Sprechen Sie also mit den Lehrern Ihres Kindes, um Möglichkeiten zu finden, es auf dem laufenden zu halten. Finden Sie Wege, dem kleinen Patienten, so weit es geht, seinen Platz in der Gemeinschaft zu erhalten, um der Gefahr des «Außenseiter-Syndroms» zu begegnen. Kinder sind sehr anpassungsfähig und haben natürliches Mitleid mit ihren schwächeren Brüdern, vorausgesetzt, sie sind mit deren Problemen wirklich vertraut. Halten Sie arthritische Kinder niemals versteckt, um sie vor den Härten des Lebens zu schützen. Denn damit erreichen Sie letzten Endes genau das Gegenteil.

Alternative Therapien

Als bekannt wurde, daß ich unter Rheumatoider Arthritis leide, schrieben mir viele Leute und empfahlen mir ihr höchst privates, garantiert wirksames Lieblingsheilmittel. Schon nach kurzer Zeit schwamm meine Sekretärin geradezu in Hunderten von ungewöhnlichen Vorschlägen zur Arthritis-Behandlung. Jeder, so schien es, wollte mir helfen. Nun, ich sammelte diese «Kuren» und legte einen Katalog über Lotionen, Arzneien und Meinungen an, den ich mein «Arthritis-Album» nannte.

Die Metallkuren allein hätten einen echten Bioniker aus mir gemacht, mit Metall- und Zinkabsätzen an den Schuhen, Kupferarmbändern an jedem Arm, Kupferpfennigen am rechten Bein (am rechten Knöchel, um genau zu sein) und einer Nickelmünze am linken.

Dann gab es die Alpha-Therapie, bei der elektrischer Strom die Alpha-Wellen des Gehirns verstärkt und sie in Impulsgeneratoren leitet, die über und unter dem betroffenen Gelenk angebracht worden waren. Angeblich soll sie einen siebenundneunzigjährigen Rheumatiker geheilt haben.

Schon möglich, daß ich so einen Super-Auftritt im Operationssaal gehabt hätte, mit klickenden Metallabsätzen, klingelnden Münzen und klirrenden Armreifen, während die Impulsgeneratoren leise an jedem Handgelenk summten – wenn nicht schon jemand vor mir das komplette Kostüm erfunden hätte und groß damit rausgekommen wäre: im *Krieg der Sterne.*

Naturheilmittel-Vorschläge waren Legion. Das Rezept eines englischen Arthritikers – Gin – gefiel mir, während ich eine Mischung von Schwefel und Zitronen denn doch ein wenig «stark» fand, auch die Mixtur aus Rosmarin-Öl und Himbeertee wollte mir nicht so recht schmecken. Grüner Tomatensaft und getrocknete Papayasamen schienen annehmbar, aber was soll man zu Vitamin-E-Öl und Heilbutt-Kapseln sagen?

Jemand aus Südafrika mixte einen Drink aus Chemikalien wie Kruschen-Salz, Kalzium und einigen exotischeren Komponenten – und krönte das Ganze dann mit der Empfehlung einer elektrischen Wärmedecke. Außerdem wurde mir von meinen Landsleuten zu Petersilie geraten, zu Sellerie, Portweinmelasse, Khakibuschblättern, Atemkontrolle, Sonnenbädern, Sisalsaft, Fußpflege, Honig und Bienenkönigin-Gelee, Zuckerrohr-Schnaps (klingt schon besser), Salpeter, bitteren Blaarblättern und Transzendentaler Meditation.

Einer meiner Ratgeber schwor auf zwei wohlbekannte Hundetabletten-Marken – irgendwie gefiel mir der Vorschlag, aber ich mußte dann doch an all die alternden Köter denken, die arthritisch an jedem Strand herumhumpeln . . .

Zwei Sorten Farnkraut-Extrakt wurden mir wärmstens empfohlen – mit ausführlichen Instruktionen über die Behälter, in denen sie aufbewahrt werden müssen, sowie über die genaue nächtliche Badedauer der arthritischen Gelenke. In diese Kategorie gehörten auch Olivenöl-Injektionen in die Gelenke – bei gleichzeitiger Morgengymnastik plus Boxübungen. Eine verblüffende Verbindung zwischen technischem Know-how und medizinischer Praxis kam auch in dem Vorschlag zum Ausdruck, ein patentiertes Rostentfernungs- und Lösungsmittel zur Lockerung von Schrauben und Muttern zu verwenden.

Ein Arthritiker aus Kenia pries einen Sud aus gekochten Guava-Blättern, und einer aus Simbabwe riet, die Gelenke mit Messingpolitur einzureiben – eine Behandlung, die mir, selbst wenn sie erfolglos geblieben wäre, bestimmt die strahlendsten Knöchel im Westen beschert hätte.

Ein Indonesier war für Ultraviolettstrahlen, ein Mann aus Singapur sandte ein Armband, hergestellt aus auf Korallenriffen wachsenden Unterwasserpflanzen, und

Malaysia bot Papaya und Fleichsuppen an. (Ein nettes Echo auf die Injektionen gegen Ischias, die ich weiter oben erwähnt habe.) Die Inder schickten eine lange Therapien-Liste – angefangen von Yoga über Kräutermedizin bis hin zu homöopathischen Ratschlägen.

Irland bestätigte feierlich die Anwendung von Brennnesseln und Akupunktur. Holland neigte den pflanzlichen Mitteln zu. Italien schlug verschiedene Öle vor. Deutschland offerierte ein ganzes Arsenal hochangesehener Pharmazeutika; auch die Dominikanische Republik setzte auf Medikamente. Kanada kam mit seinem berühmten Balsam, Alfalfa, daher, weiteren Präparaten sowie einer Diät aus Bienenwachs und Gelatine, Kräutertee und Zitronen.

Costa Rica verlängerte meine Kräuterkur-Liste, Brasilien war für natürliche radioaktive Quellen, Argentinien eher für Mineralquellen, eine Schluckimpfung, Aminosäuren, Vitamine und Arzneimittel. Eine Frau aus Puerto Rico wollte, daß ich ein Zitronen-Honig-Gemisch sowie ein Bad im heißen Sand versuchen sollte, jedoch nicht gleichzeitig.

Von Australien kam eine Empfehlung für Eukalyptusöl. Jemand aus Neuseeland garantierte für die Schwefelquellen seines Landes.

Die Vereinigten Staaten wußten genau, was ihre Rheumatiker brauchten: Das fing an bei heißen Vibratoren, einem Pflaster aus Spanischer Fliege, Strudelbädern, frischen Kirschen und endete – wie nicht anders zu erwarten – bei Erdnußöl. Aber auch Scientology, grüne Plastikhaarwickler für die betroffenen Finger (um als «Schmerzfilter» zu wirken), Klettenwurzeln und Osteopunktur konnten sich ihrer Meinung nach als durchaus hilfreich erweisen. Shakespeare hätte der Amerikaner gefallen, der Blut aus der Nabelschnur eines Säuglings nehmen, dieses zur Gewinnung des Plasmas zentrifugieren und dann injizieren wollte. Während mir vor allem jener Brief gefiel, der die Lösung aller Probleme versprach: Eine Kartoffel in jede Tasche – das sei der ganze Trick.

Am meisten beeindruckte mich jedoch, daß aus jedem dieser Briefe soviel Zuneigung sprach, ganz gleich, wie wunderlich, verrückt oder komisch die Vorschläge auch sein mochten. Sie waren ohne einen materiellen Hintergedanken geschrieben worden, nur, um jemandem zu helfen, den man noch nie gesehen hatte und wohl auch nie sehen würde, einem weit entfernt wohnenden Fremden, den man nur aus der Zeitung kannte. Gewiß, bei einigen hatte ich das Gefühl, es wäre ausgesprochen gefährlich, sie auch nur auszuprobieren, aber ich entwickelte durch das Lesen all dieser Rezepte und Therapie-Empfehlungen ein immer größeres Interesse an sogenannten medizinischen Grenzgebieten, die von der Schulmedizin nach wie vor meist abgelehnt oder gar nicht erst zur Kenntnis genommen werden.

So wichtig die Entwicklung vom eher Intuitiven der alten, überlieferten Medizin hin zum Rationalen der wissenschaftlichen Medizin war – Antibiotika, Transplantations-Operationen, Untersuchungen mit Elektronenmikroskopen und viele andere «Wunder» wären ohne sie undenkbar –, so klar ist vielen heute, Ärzten wie Laien, daß die moderne Medizin, ihren großen Errungenschaften zum Trotz, nicht alles weiß und auch nicht alles wissen *kann*. Deshalb habe ich mir Gedanken darüber gemacht, ob wir nicht das Kind mit dem Bade ausgeschüttet haben, als wir alles als unbrauchbar ausschlossen, was nicht mit den Lehrsätzen in den medizinischen Büchern übereinstimmte.

Als ich begann, mich ernsthaft mit den Behauptungen der sogenannten alternativen Therapeuten zu beschäftigen, war ich überaus skeptisch. Dafür hatte schon meine Ausbildung gesorgt. Für mich war das Ganze so eine Art medizinischer Hokuspokus, eine Mischung aus Aberglauben, Überlieferung, irregeleitetem Glauben und totaler Unwissenheit. Wie viele andere hatte auch ich über Schwindler und Scharlatane gelesen, die sich als Gesundbeter oder Geistheiler ausgaben und geheimnisvolle Tränke brauten. Aus eigener Erfahrung wußte ich, daß die Leute gern alle Vernunft beiseite lassen in der Hoffnung, daß dieser oder jener Wunderheiler ihnen oder ihren Lieben hilft; sie versuchen einfach alles, wie nutzlos oder absurd es auch sein mag. Ich verstehe diese Gefühle, aber mein ganzes Leben als Arzt hat mir immer wieder gezeigt, daß die meisten dieser Verfahren medizinisch vollkommen wirkungslos sind. Ein psychologischer und damit therapeutisch positiver Effekt kann natürlich immer auftreten.

Dann bekam ich meine Arthritis – eine unheilbare Krankheit, zwar bis zu einem gewissen Grad behandelbar, aber schmerzhaft, tagein, tagaus. Es gab schmerzstillende und entzündungshemmende Mittel, die mir halfen, und auch die anderen Gegenmaßnahmen, über die ich in den vorigen Kapiteln gesprochen habe, aber einige davon – wie etwa Cortison – werden ja auch von unerwünschten Nebenwirkungen begleitet. Zu dieser Zeit, in den späten sechziger Jahren, wurde in den medizinischen Diskussionen immer öfter über alternative Behandlungsmethoden wie Akupunktur, Biofeedback und Homöopathie gesprochen. Immer mehr Ärzte schienen sich mit dem Gedanken vertraut zu machen, daß das, was bisher als bloße Quacksalberei abgetan wurde, doch ein Körnchen Wahrheit – oder vielleicht sogar mehr – enthalten und wirklich brauchbar sein konnte. Fasziniert von diesem Gedanken, begann ich, zu lesen und über das Gelesene zu diskutieren, und versuchte so, mir meine eigene Meinung zu bilden. Außerdem probierte ich ein, zwei alternative Therapien auch selbst aus.

Mein erstes Problem war es, den Weizen von der Spreu zu trennen. Was ist eigentlich eine «alternative

Therapie» – im Gegensatz zu abergläubischem Unsinn? Nehmen Sie zum Beispiel diese Heilmittel, die mir wohlmeinende Leute empfohlen hatten. Es waren Rezepte darunter, zu denen auch einige Rheumatologen und praktische Ärzte heutzutage raten würden, aber das meiste war doch ziemlicher Quatsch. Wie konnte man kritisch abschätzen, ob es sich überhaupt lohnte, diese oder jene Behandlung auszuprobieren?

Es gibt anscheinend ein paar Patienten mit Arthritis und anderen Krankheiten, die von *jeder* Behandlung irgendwie profitieren, wenn auch meist nur vorübergehend. Sie beteuern, Schmerzlinderung durch, sagen wir, das Tragen von Kupferarmbändern oder irgendeine andere Methode zu erfahren, die «wissenschaftlich» gesehen unmöglich «wirken» kann. Allerdings gibt es Leute, die behaupten, daß diese Kupfer-Talismane winzige Mengen wertvoller Spurenelemente durch die Haut schleusen. Hilft ihnen die «Behandlung» wirklich, muß man wohl eine Art Lourdes-Effekt annehmen – der Glaube versetzt ja bekanntlich Berge – oder auch nur den allen Ärzten und Forschern bekannten Placebo-Effekt, der bei manchen Patienten prompt auftritt, wenn man ihnen irgend etwas Pillen- oder Spritzenähnliches verabreicht. Dudley Hart hat die Rolle der, wie wir sie nennen können, nichtmedizinischen Faktoren bei Arthritis-Behandlungen wie folgt charakterisiert:

«Man kann mit Fug und Recht sagen, daß fast jedes Medikament, das bei irgendeiner anderen Erkrankung geholfen hat, auch bei der Behandlung der Rheumatoiden Arthritis ausprobiert wurde. Und wenn entweder der Patient oder der Arzt Glauben und Optimismus genug besitzt, werden praktisch immer, wenigstens für einige Zeit, gute Ergebnisse erzielt. Am besten läuft die Sache, wenn starker Glaube sowohl beim Arzt als auch beim Patienten vorhanden ist und der Patient völliges Vertrauen in seinen Arzt hat.»

Ich kann die große Bedeutung von Glaube und Optimismus aus meiner eigenen Erfahrung als Kardiologe und Chirurg nur bestätigen. Ich habe nie gern Patienten operiert, die schon vorher »wissen», daß sie sterben werden – kaum einer dieser Kandidaten hat dann doch überlebt. Einmal operierte ich einen solchen Pessimisten, einen Südafrikaner. Es war ein unkomplizierter Eingriff – Ersatz der Aortenklappe –, und der Patient kam gleich danach auf die Intensivstation. An den beiden nächsten Tagen gab es nicht die geringsten Probleme. Er hörte jedoch nicht auf zu sagen: «Ich werde sterben.» Nun, sechs oder sieben Tage später kam seine Familie ihn besuchen, er saß in den Kissen und unterhielt sich mit ihnen. Eine halbe Stunde, nachdem alle wieder gegangen waren, trat die Schwester ins Zimmer und fand ihn tot im Bett.

Ich habe ähnliche Fälle öfter erlebt und bin deshalb eigentlich richtig abergläubisch geworden. Ich glaube fest, daß die Einstellung eines Menschen sich und seiner Krankheit gegenüber, sein echter Wille zur Genesung eine definitive Rolle bei seiner Wiederherstellung spielt – und zwar sowohl im Fall einer konventionellen wie einer alternativen Behandlung.

Von den mehr oder weniger unorthodoxen Therapien bei Arthritis, auf die ich im folgenden etwas näher eingehen möchte, habe ich selbst die meisten nur «auf dem Papier» getestet. Ich muß sagen, daß ich einigen dieser Methoden nach wie vor skeptisch gegenüberstehe, aber da auch ich als Arthritiker nur Patient bin, habe ich gelernt, daß es nichts schadet, alles, was nicht ausgesprochen gefährlich ist, mal auszuprobieren. Vielleicht hilft Ihnen das eine oder andere – aus Gründen, die weder ich noch ein anderer Arzt erkennen kann.

Akupunktur

Akupunktur steht ganz oben auf der Liste, da sie in den letzten Jahren sowohl bei Medizinern als auch bei Laien viel Aufsehen erregt hat. Diese etwa fünftausend Jahre alte Technik besitzt eine unleugbare Faszination. Wörtlich bedeutet der Name soviel wie stechen (Punktion) mit einer Nadel (vom lateinischen *acus*). Gewiß sind Sie von Fernsehen und Film her wenigstens in etwa mit dieser Methode vertraut, bei der feine Nadeln an bestimmten Körperstellen eingestochen und vom Therapeuten in gewissen Zeitabständen herumgedreht werden.

Die Idee, die hinter dieser uralten chinesischen Praktik steht, ist für einen Menschen aus dem Westen nicht so leicht zu verstehen. Sie kommt uns wie eine leicht bizarre Verbindung von Medizin und quasi-religiösem Glauben vor. Der Therapeut versucht, das Gleichgewicht in der Lebensenergie – *Chi* – eines Menschen wiederherzustellen, das, so nimmt man an, von wesentlicher Bedeutung für seine Gesundheit ist. Die technischen Diagramme der Akupunktur-Therapeuten zeigen ein Netzwerk von kreuz- und querlaufenden Linien oder Meridianen – die unsichtbaren Kanäle, die das *Chi* tragen –, auf denen es verschiedene Punkte gibt, wo die Nadeln hineingestochen werden müssen. Keineswegs übrigens unbedingt an der erkrankten Körperstelle selbst, sondern auch in einen Teil des Körpers, der dem erkrankten entsprechend dem Meridianverlauf zuzuordnen ist.

Gerade Arthritis wird schon seit geraumer Zeit durch Nadel-Einstechen behandelt. Im letzten Jahrhundert war es durchaus üblich, eine Nadel in das erkrankte Gelenk einzuführen, um die Schmerzen zu lindern, aber erst in den letzten zwanzig bis dreißig Jahren hat die traditionelle chinesische Technik richtig Fuß gefaßt. Die

Schulmedizin nimmt jedoch nach wie vor eine eher ablehnende Haltung ein. Aber ein bekannter Rheumatologe – weniger dogmatisch als viele seiner Kollegen – meint, daß sich die schmerzlindernde Wirkung der Akupunktur nachweisen lasse, die möglicherweise eintritt, weil das Körpersystem durch diese Prozedur irgendwie angeregt wird, eigene, morphin-ähnliche Substanzen zu produzieren, die Endorphine (deren Entdeckung zweifellos zu den aufregendsten Fortschritten der Gehirnforschung in diesem Jahrhundert zählt).

Welchen Nutzen hat die Akupunktur also nun bei rheumatischen und arthritischen Erkrankungen? Das British Arthritis and Rheumatism Council hat zwei Ärzte – einen Skeptiker und einen Befürworter der Technik – gebeten, ihre Ansichten darüber einmal zu Papier zu bringen. Der Skeptiker, Frank Dudley Hart, meint dazu:

> Bei welchen Erkrankungen hilft Akupunktur am besten? Nach Angabe von Yoshio Manaka und Ian A. Urquhart gehören zu Gruppe A (beste Heilungschancen) Kopfschmerzen, Muskelschmerzen, Krämpfe und Depressionen; zu Gruppe B (zweitbeste Chancen) Durchfälle, Menstruationsschmerzen, Gürtelrose und «Rheumatismus» (diese Erkrankung definieren sie jedoch nicht näher); zu Gruppe C (Heilungschancen unbeständig bzw. unsicher) Arthritis, Asthma, Diabetes mellitus, Angina pectoris; zu Gruppe D (nur Besserung der Symptome) Tuberkulose, Krebs, Parkinsonsche Krankheit, Halbseitenlähmungen, Kinderlähmung.
>
> Dieser Liste läßt sich unschwer entnehmen, daß leichtere Erkrankungen, die sich auch auf natürliche Weise – durch Ermunterung und freundliche Unterstützung – bessern, besonders gut wegkommen, und das wird auch von vielen Patienten bestätigt. Nur sehr

wenige Patienten mit schweren rheumatoiden Leiden haben meiner Erfahrung nach dauernden Nutzen aus der Akupunktur gezogen, der der Rede wert wäre. Leichtere, vorübergehende Erkrankungen jedoch, vor allem bei Leuten, die Medikamente nicht mögen, nicht vertragen oder keinen Erfolg damit hatten, können manchmal gebessert werden.

Kein Mensch mit Tuberkulose oder Diabetes würde sich allein auf Akupunktur verlassen, wenn es effektivere Behandlungsmethoden gibt. Aber der eine oder andere leidet vielleicht unter Symptomen, die ihn beunruhigen, ihm irgendwie unangenehm sind, ohne daß eine ernste Krankheit vorläge. Solche Patienten erfahren manchmal erhebliche Besserung durch Akupunktur – wie oft auch durch zahlreiche andere Therapien (z. B. Physiotherapie) oder Medikamente.

Die Zeit heilt die meisten Erkrankungen. Sogar durch einen Bandscheibenschaden verursachte Rückenschmerzen und steife, schmerzende Schultern werden von allein wieder besser, wenn man ihnen Zeit läßt. Und was immer man während dieser Zeit verschrieben bekommt, wird auf der «Verdienst-Seite» verbucht. Je länger eine Behandlung dauert, desto wahrscheinlicher, daß eine Heilung oder zumindest Besserung festzustellen ist. Sehr häufig sind nicht die Akupunktur, die Physiotherapie, die bestimmten Griffe, die Medikamente oder sonst etwas, sondern Mutter Natur selbst, Hand in Hand mit Vater Zeit die eigentlich Verantwortlichen, die aber selten den Dank dafür erhalten.

Dennoch lindert Akupunktur zweifellos schmerzhafte Symptome und hilft, Leiden und Qual bei einer ganzen Reihe von arthritischen Erkrankungen zu mildern, wenn die zugrunde liegende Störung dadurch auch nicht dauerhaft geheilt oder der natürliche Verlauf der Krankheit beeinflußt wird. Nach dem augenblicklichen Stand der Dinge scheint sie, wie die Physiotherapie, eine Methode zu sein, die die Symptome erleichtert, während die Natur sie heilt.

Shiatsu, wörtlich «Fingerpressur», ist eine japanische Form von Finger-Massage, bei der die Finger die Funktion der Akupunktur-Nadeln erfüllen. Führt man die Massage selbst aus, heißt sie Doin.

In den Artikeln über Akupunktur wird selten über die möglichen Komplikationen bei dieser Therapieform gesprochen. Es ist jedoch eine Binsenweisheit in der Medizin, daß alles, was gut tun kann, gelegentlich auch Schaden anrichtet. In *An Qutline of Chinese Acupuncture* wird darauf hingewiesen. Demnach können Schwindel, Schwächegefühl und auch Ohnmachten vorkommen, wie bei allen Stichen mit Nadeln, aber auch Punktion der Lunge, der Nieren, der Milz, der Leber, des Herzbeutels und, vereinzelt allerdings nur, des Gehirns und Rückenmarks, gefolgt von Krämpfen, Lähmungen und Koma, die sofortige Notmaßnahmen erforderlich machen. Zweifellos sind derartige Vorfälle außerordentlich selten, aber sie werden berichtet, außerdem ist immer die Möglichkeit der Übertragung von Virus-Hepatitis* gegeben, wenn die Nadeln nicht sterilisiert werden. Die einfache Reinigung der Nadeln mit Alkohol oder einem anderen antiseptischen Mittel reicht da nicht aus.

Komplikationen sind jedoch im allgemeinen bei der Anwendung der Akupunktur für die üblichen Arthritis-Formen äußerst selten.

Nun der überzeugte Befürworter der Akupunktur bei Arthritis, Dr. Felix Mann, der interessanterweise einst bei Dudley Hart am berühmten Westminster Hospital in London studiert hat. Dr. Mann ist so etwas wie ein Pionier in der Anwendung der Akupunktur bei Arthri-

* und AIDS (Anm. d. Red.).

tis, denn er praktiziert sie bereits seit den späten fünfziger Jahren – Hohn und Spott seiner Kollegen waren ihm jahrelang sicher. Hier seine Meinung:

> Akupunktur hat eine unbestreitbare, wenn auch vielleicht begrenzte Wirkung im Zuge der Behandlung allgemeiner rheumatischer Erkrankungen. Bei einigen Zuständen sind die Ergebnisse gut, bei anderen gleich Null. Es ist daher wichtig zu wissen, wie man die wahrscheinlichen Gewinner erkennt.
> Fortgeschrittene Osteoarthrose und Rheumatoide Arthritis bewirken physiologische und anatomische Veränderungen im Körper, die mehr oder weniger irreversibel sind. Der Schaden am Knochen ist bei beiden Erkrankungen oft so groß, daß der frühere gesunde Zustand nicht wiederhergestellt werden kann. Wenn man sich mit dem Messer schneidet, wächst die Haut wieder zusammen, und alles sieht praktisch so aus wie vorher. Hat man ein Loch im Zahn, kann noch soviel zahnärztliche Kunst das Loch nicht mehr «heilen», sondern nur noch «füllen».
> Bei fortgeschrittener RA und Osteoarthrose sind die Knochen innerhalb des Gelenks und die Knorpelschicht zerstört. Dieses zerstörte Gewebe kann sich nicht oder nur in sehr geringem Maße regenerieren. Daher kann Akupunktur keine grundsätzliche Heilung bewirken, und aus dem gleichen Grund können auch Medikamente diese ausweglose Situation nur erleichtern, indem sie Schmerzen lindern, die Entzündungsbereitschaft des Gelenks herabsetzen, bestimmte Muskeln entspannen usw.
> In seltenen Fällen kann Akupunktur allerdings auch bei einem hoffnungslos zerstörten Gelenk helfen. Es sah so aus, als geschehe dies durch Entspannung der um das Gelenk herum befindlichen Muskeln, so daß die zerstörten Teile der Knochen nicht länger durch

die verkrampften Muskeln aneinandergepreßt werden und sich aneinander reiben müssen.
Elektrische Tests zur Muskelaktivität an Gelenken haben diese Theorie jedoch widerlegt: Wenn der Schmerz des Patienten durch Akupunktur reduziert wurde, blieb die Muskelaktivität gleich – sie war weder stärker noch schwächer.
Akupunktur hilft einem Patienten mit akuter RA normalerweise nicht. Wenn die Gelenke warm sind, ist die Blutsenkung hoch, der Patient ist anämisch und fühlt sich ganz allgemein krank – wie nach einer Grippe. Eine mögliche Hilfe durch Akupunktur ergibt sich gewöhnlich nur bei einem «ausgebrannten» Rheumatiker, wenn der akute Prozeß größtenteils oder sogar ganz abgeklungen ist, und auch dann nur, wenn der Schaden an den Gelenken relativ klein geblieben ist.
Schmerzen in Hals und Nacken *(Cervicale Spondylosis)* können in leichteren Fällen häufig durch Akupunktur gelindert werden. Bei schweren degenerativen Veränderungen der Halswirbel hilft die Akupunktur jedoch entweder gar nicht, nur minimal oder lediglich vorübergehend. Sind die degenerativen Veränderungen in den Wirbeln nur leicht, steigen die Chancen, durch Akupunktur positiv einzugreifen.
Die «leichter zu behandelnden» Fälle sind lediglich geringfügig in der Kopfbewegung eingeschränkt, die Schmerzen konzentrieren sich auf die Halswirbel, die Schultern oder den Hinterkopf, und die Symptome zeigen sich nicht ständig.
Wenn die Halsbewegungen jedoch stärker eingeschränkt sind, die Schmerzen sich auf den Arm, die Hand oder die Finger erstrecken, wenn Muskelschwund in der Hand festzustellen ist, die Finger sich taub anfühlen, Hautpartien gefühllos sind oder die Kraft der Hand weitgehend reduziert ist, mehren sich

die Mißerfolge. Eine Röntgenaufnahme der Halzwirbel sagt weniger über das wahrscheinliche Resultat der Behandlung aus als eine sorgfältige Analyse der Symptome des Patienten.
Bei Hexenschuß und Ischias kann Akupunktur ebenfalls in leichteren Fällen helfen. Handelt es sich jedoch um einen echten Bandscheibenvorfall (nur etwa 5 Prozent sind echt), hilft sie nicht. Hat der Patient schwere Osteoarthrose der Lendenwirbel, bringt Akupunktur ebenfalls nichts. Es gibt außerdem mehrere, etwas seltenere Erkrankungen der Wirbel oder der Wirbelsäule, wo die Akupunktur machtlos ist.
Auch bei einem plötzlichen heftigen Anfall von Hexenschuß oder Ischias, der den Patienten bewegungsunfähig, starr und steif macht, hilft Akupunktur meist nur wenig. Bettruhe, manchmal Medikamente und chiropraktische Behandlung, in seltenen Fällen eine Operation, leisten da bessere Dienste. Während bei leichtem, chronischem Hexenschuß oder Ischias Akupunktur nicht selten die richtige Behandlung ist. Hat man einmal Probleme mit dem Rücken, so bleibt die Anfälligkeit dafür meist ein Leben lang erhalten. Akupunktur kann da nur helfen, nicht heilen. Manchmal braucht der Patient auch hin und wieder eine einzelne «Auffrisch-Behandlung». In solchen Fällen ist es auf Dauer oft genauso wichtig zu wissen, welche Bewegungen harmlos sind und welche vermieden werden müssen, sowie zu prüfen, ob das eigene Bett auch wirklich optimal für einen ist.
Die Erfolgsaussichten sind (wie bei Schmerzen in den Halswirbeln) erheblich geringer, wenn der Schmerz täglich vierundzwanzig Stunden anhält, Tag für Tag, Woche für Woche; wenn der Muskelschwund stärker ist (es sei denn, seine Ursache ist zu geringe Muskelbeanspruchung); wenn taube Stellen auftreten oder die Haut gefühllos ist; wenn die Muskeln außeror-

dentlich schwach werden, oder wenn es zu starken Zirkulationsschwankungen kommt.
Andere Erkrankungen, bei denen mit Akupunktur therapiert wird, sprechen unterschiedlich darauf an. Es kann eine Reaktion erfolgen bei Schmerzen im Knie, im Gelenk des großen Zehs, der Schulter, im Handgelenk usw., gewöhnlich jedoch nur, wenn der Gelenkschaden eher klein ist. Osteoarthrose des Hüftgelenks reagiert meist nur vorübergehend.
Wohl etwa die Hälfte aller Patienten, denen durch Akupunktur schließlich geholfen wird, spüren sofort, innerhalb von ein paar Sekunden oder Minuten bei der ersten Behandlung, eine Besserung. Der Rest reagiert ein paar Stunden oder Tage später, oder, in sehr seltenen Fällen, auch erst nach zwei Wochen. Manche Patienten brauchen zwei oder drei Behandlungen, ehe sie etwas spüren. Ein approbierter Arzt, der sowohl die Schulmedizin als auch die Akupunktur beherrscht, wird oft von der ersten Behandlung an in etwa wissen, wie die Erfolgschancen stehen.
Die Akupunktur wirkt, jedenfalls bis zu einem gewissen Grad, über das Nervensystem. Das wird auch dadurch deutlich, daß nichts «passiert», wenn der Nerv, der von der durchstochenen Stelle zum Rückenmark führt, irgendwie verletzt ist. Ebenso versagt Akupunktur, wenn der Nerv, der vom Rückenmark zu der erkrankten Körperstelle führt, nicht funktionsfähig ist. Das gleiche gilt für Teile des Rückenmarks oder die betroffenen Teile des sympathischen Nervensystems.
Die Rolle, welche die natürlichen Schmerzhemmer, die Endorphine und Enkaphaline, dabei spielen, ist weniger klar. Groß- und Kleinhirn, Psychosomatik und viele andere Faktoren sind wahrscheinlich mitbetroffen.

Sollten Sie einen Versuch mit Akupunktur machen wollen, achten Sie darauf, nur zu einem wirklich fähigen, kompetenten Mann zu gehen. Lassen Sie sich von Ihrem behandelnden Arzt (wenn er dazu bereit ist) oder einer Organisation beraten. Und dann haben Sie hoffentlich mehr Glück als ich.

Ich bin nämlich einmal, verzweifelt und schmerzgepeinigt, zu einem Arzt in Kapstadt gegangen, der Akupunktur praktizierte. Während ich mich auszog, mußte ich feststellen, daß niemand sich anschickte, die vielen Nadeln, die gleich darauf in meine Füße, Ohren und Arme gestochen wurden, zu sterilisieren. Schließlich stand ich da wie ein Stachelschwein, und der Therapeut meinte, wenig ermutigend, wie ich fand: «Entweder wirkt das nun, oder es wirkt nicht.» Es wirkte nicht. Schlimmer noch: Am nächsten Tag hatte ich die quälendsten Schmerzen meines Lebens.

Homöopathie

Eine weitere unorthodoxe Therapie, die auch bei Arthritis wirken soll, ist die Homöopathie. Homöopathische Arzneimittel werden aus Pflanzen und Mineralien gewonnen, die man schon seit Jahrhunderten zur Heilung von Krankheiten verwendet. Die Art der Verabreichung erscheint freilich auf den ersten Blick etwas paradox. Statt eine Krankheit mit Medikamenten zu behandeln, die die Symptome bekämpfen – wie zum Beispiel Aspirin das Fieber oder eine Entzündung –, gibt der Homöopath Substanzen, die normalerweise genau die Symptome hervorrufen, über die geklagt wird. Und während die konventionelle Medizin die Dosis um so mehr erhöht, je schwerer das Leiden ist, gelten homöopathische Mittel als noch wirkungsvoller, wenn sie extrem verdünnt sind. Der Gedanke, der dahintersteht, lautet: «*Similia similibus curantur* – Ähnliches soll mit Ähnlichem geheilt werden», wobei jedoch eine ganz bestimmte Methode der Zubereitung der Mittel Voraussetzung ist.

Zunächst wird die gewählte Substanz verdünnt – manchmal bis nur noch Spurenelemente davon vorhanden sind –, dann muß die Mischung heftig geschüttelt werden. Die Mixtur kann in flüssiger Form, als Tablette, Pulver, Granulum oder Salbe verabreicht werden. Der Homöopath entscheidet nach einem Gespräch mit dem Patienten, wie hoch die Potenz (Verdünnungsgrad) des betreffenden Mittels sein soll und wie oft es zu nehmen ist – nicht anders als bei der Behandlung mit konventionellen Medikamenten.

Die etablierte Schulmedizin hat die Homöopathie oft als «unwissenschaftlich» denunziert. Wie, so fragt man, können diese winzigen Mengen wirksamer Substanzen irgendeinen nennenswerten therapeutischen Effekt haben? Nun, der einzige Weg, um die Behauptung der Homöopathie zu beweisen, ist das Experiment. Auf medizinischem Gebiet heißt das: Ein «Blind»-Versuch, bei dem keiner – weder Ärzte noch Patienten – weiß, welche Person welches Medikament bekommt, muß die Wirksamkeit eines bestimmten Präparats erweisen.

Ein solcher Versuch wurde in Glasgow durchgeführt, wo Ärzte vom Homeopathic Hospital, dem Centre for Rheumatic Disease, der medizinischen Fakultät der Universität und der Royal Infirmary sich zusammentaten, um die Anwendungsmöglichkeiten homöopathischer Mittel bei Rheumatoider Arthritis zu untersuchen. Die Patienten, insgesamt fünfundneunzig, litten alle, jedoch verschieden lange – angefangen von einigen Monaten bis hin zu vielen Jahren –, an RA. Sie wurden in zwei Gruppen eingeteilt. Vierundfünfzig erhielten homöopathische Mittel, einundvierzig das gute, alte Aspirin. Nach Abschluß des Versuchs ging es vierundzwanzig der mit homöopathischen Präparaten Behandelten besser, während sich aus der Aspirin-Gruppe nur sechs besser fühlten. Ein höchst positives Ergebnis für die Homöopathie im Hinblick auf RA, zumal ein Teil der Aspirin-Probanden auch noch mit unerwünschten Nebenwirkungen zu kämpfen hatte.

Andererseits veröffentlichte der *Lancet* kürzlich die Ergebnisse einer ähnlichen Untersuchung, bei der ein homöopathisches Mittel mit einem Standardmedikament – Fenoprofen –, das sowohl entzündungshemmend als auch schmerzstillend wirkt, sowie einem Placebo verglichen wurde. Auch dieser Versuch war eine Gemeinschaftsarbeit, und zwar vom Royal London Homeopathic Hospital, zwei anderen Krankenhäusern und dem Department of Rheumatology am King's College, London. Das homöopathische Mittel, das angewendet wurde, war ein Extrakt aus Giftsumach *(Rhus tox)*, das die Homöopathen auswählten, weil es, in hoher Potenz verabreicht, Symptome hervorrufen soll, die denen eines Osteoarthrose-Gelenks entsprechen. Hier der Bericht über die Versuchsreihe, veröffentlicht in *Medical News:*

> Eine Gruppe Patienten mit Osteoarthrose an Hüfte oder Knie wurde für den Versuch ausgewählt und aufs Geratewohl einer der drei Gruppen zugeteilt – Placebo, Fenoprofen oder *Rhus tox.* Alle Patienten erhielten nacheinander die drei Präparate, jedes jeweils zwei Wochen lang. Alle anderen Medikamente wurden abgesetzt, lediglich Paracetamol durfte als «Entspannungs»-Analgetikum genommen werden.
>
> Vor, während und nach jedem Versuchsteil wurden die Patienten gebeten, ihre Schmerzen und Beschwerden zu bewerten. Nach dem dritten Versuchsabschnitt wurde festgestellt, welcher Behandlungsart insgesamt der Vorzug gegeben wurde.

Dreiunddreißig Patienten führten die Versuchsreihe bis zu Ende durch. Zwei waren ausgestiegen, weil sich ihre Symptome während der Einnahme von *Rhus tox* verschlimmert hatten, weitere fünf verspürten ebenfalls eine Verschlechterung ihres Zustands, während sie das homöopathische Mittel nahmen.
Eine Analyse der Untersuchungsergebnisse zeigt, daß kein signifikanter Unterschied zwischen der Wirkung von *Rhus tox* und dem Placebo bestand. Fenoprofen bewirkte jedoch im Verhältnis zu den beiden anderen Mitteln eine bedeutende Schmerzlinderung.
Als diejenigen Patienten, die wählen durften, nach ihrem bevorzugten Mittel befragt wurden, nannten einundzwanzig Fenoprofen und je fünf das Placebo bzw. *Rhus tox*. Nebenwirkungen traten kaum auf, am ehesten leichte Verdauungsstörungen bei Patienten, die Fenoprofen nahmen.
Dies ist erst der dritte Versuch, bei dem homöopathische Mittel mit konventionellen Medikamenten verglichen wurden. Er bestätigt jene Homöopathen, die Präparate, die *Rhus tox* enthalten, als Salbe zur Anwendung bei Arthritis verschreiben, nur wenig.

Ist Homöopathie nun eine brauchbare Behandlungsmethode bei Arthritis? Ich meine: Interessant, aber bisher ist ihr wirklicher Wert noch nicht bewiesen. Wenn Sie jedoch die Homöopathie ausprobieren wollen, vergeuden Sie keine Zeit und Energie, und gehen Sie gleich zu einem qualifizierten Praktiker. Lassen Sich sich nicht verunsichern von Leuten, die der Homöopathie vorwerfen, sie sei nichts als eine unwissenschaftliche «Placebo»-Medizin oder sie erziele ihre Wirkungen nur durch die psychologische Komponente im therapeutischen Prozeß. Daß sich homöopathische Ärzte meist mehr Zeit für die Diagnose und die Zusammenstellung der genau auf den speziellen Fall zugeschnittenen Mittel nehmen als Schulmediziner, spricht höchstens für sie. Wenn Ihnen eine gute homöopathische Behandlung hilft, gibt es keinen Grund, sie nicht wahrzunehmen. Da die Homöopathie nun mal einen schweren Stand hat – angefeindet sowohl von seiten der Wirtschaft wie auch von seiten der Schulmedizin –, muß sie ihren Wert durch Erfolge beweisen. Und der beste Richter in diesem «Prozeß» ist nun mal der Patient.

Hydrotherapie

Die Hydrotherapie – «Wasserbehandlung» – ist bei RA-Patienten sehr beliebt, sei es in Form von Bädern oder innerlich angewandt. Diese Methode hat eine lange Geschichte: Trinkkuren, Kompressen um geschwollene Gelenke, Dampfinhalatoren oder Bäder in Epsom-Bittersalz gehören seit jeher zum therapeutischen Repertoire. Die alten Römer schätzten nichts mehr als ihre Bäder, und der Besuch eines Heilbads wird auch von der orthodoxen Medizin als hilfreich betrachtet. Abwandlungen der Naturbäder sind «Gesundheitshydros», Meerwasserzellen – heiß oder kalt –, Thalassotherapie (Meerestherapie) genannt, sowie türkische und Sauna-Bäder.

Ich persönlich gehe sehr gern in die Sauna, schwimme im Meer oder besuche so reizende Städte wie Bath, halte aber den therapeutischen Nutzen dieser Unternehmungen im Hinblick auf meine RA für sehr begrenzt. Manchmal wird zwar ein geschwollener Knöchel oder ein schmerzendes Fingergelenk durch ein warmes Bad oder durch Schwimmen im kühlen Wasser besser, die Erleichterung ist jedoch nur vorübergehend. Andererseits fühle ich mich frischer und dynamischer, wenn ich mich im Wasser getummelt habe, und in diesem eingeschränkten Sinne bin ich wohl ein Anhänger der Naturheilkunde, Abteilung Hydrotherapie.

Manuelle Behandlungsmethoden und Bewegungstherapie

Von einer erfahrenen Fachkraft ausgeführt, können manuelle Therapien, wie zum Beispiel Massagen, ein herrliches Gefühl der Entspannung und des Wohlbehagens auslösen und manchmal auch vorübergehende Erleichterung bei Gelenkschmerzen bringen sowie bei Rückenleiden, verursacht durch Fibrositis (Muskelrheuma) oder Ischias. Bevor man sich für eine der manuellen Behandlungsweisen und Bewegungstherapien entscheidet, sollte man sich über jede möglichst genau informieren, um dann die richtige für sich auszuwählen.

Rolfing oder «Strukturelle Integration» hat in letzter Zeit viel von sich reden gemacht (obwohl diese Methode in Wirklichkeit schon seit ein paar Jahrzehnten praktiziert wird), ebenso wie das Alexander-Prinzip zur Korrektur von Haltungsschäden. Weniger bekannt ist die Feldenkrais-Technik zur Wiederherstellung beschädigter Funktionen (auch «Funktionale Integration» genannt), ein System, das teilweise ähnliche Ziele verfolgt wie Yoga, T'ai Chi, Aikido und Tanztherapie.

Bei Yoga und vergleichbaren Bewegungsübungen spielt natürlich auch eine das rein Körperliche transzendierende geistige Dimension eine Rolle. Der Körper soll nicht nur von Schmerz und Pein befreit werden, zugleich sollen Seele und Geist «geformt» werden und zu neuer Harmonie mit dem Körper gelangen. Laut Brian Inglis und Ruth West scheint man mit solchen Therapien «beachtliche Erfolge» bei Arthritis-Patienten erzielt zu haben. Ich sehe deshalb keinen Grund, weshalb Sie es nicht damit versuchen sollten – natürlich wie immer unter kompetenter Aufsicht. Seien Sie dabei offen für alles Ungewöhnliche und Neue, erwarten Sie jedoch auch nicht zuviel.

Psychologische Therapien

Hypnose – auch eine Technik mit einer langen Geschichte, vor allem, was die Schmerzbehandlung betrifft – scheint in letzter Zeit mehr und mehr an Ansehen zu gewinnen, vor allem auch unter Ärzten. Besonders wenn Ihre arthritischen Anfälle auch einen emotionalen und/oder streßbedingten Hintergrund haben (siehe dazu auch das nächste Kapitel), sollten Sie es vielleicht einmal damit versuchen.

Psychologische Selbsthilfe-Therapien wie *Autosuggestion, Silva Mind Control* und vor allem *Autogenes Training,* bei dem man lernt, seinen gestreßten Körper zu entspannen, scheinen mir sehr nützlich zu sein. Der Effekt des Autogenen Trainings ähnelt dem der *Meditation* oder des *Biofeedback.* Keiner wird oder sollte versprechen, daß diese Techniken einen direkten Einfluß auf den Verlauf Ihrer Arthritis haben. Aber sie helfen Ihnen allgemein, eine entspanntere Gemütsverfassung zu erlangen, sich selbst und möglicherweise auch den eigenen Schmerz besser kontrollieren zu können.

Vielleicht versuchen Sie es sogar mal mit «Handauflegen», das, obwohl es nur vorübergehende (wenn überhaupt) Erleichterung bringt, Ihnen unter Umständen einen kleinen, aber notwendigen Auftrieb gibt, wenn alles grau in grau aussieht.

Muschelextrakt

Ein australischer Freund erzählte mir eines Tages von einer faszinierenden Substanz, die unter den Rheumatologen einiges Aufsehen erregt habe. Das fragliche Mittel war ein Extrakt aus der Grünlippigen Muschel, einer Spezies, die an den Küsten Neuseelands beheimatet ist und von der behauptet wurde, sie besäße entzündungshemmende Eigenschaften. Ein britisches Forscherteam – R. G. Gibson, S. L. M. Gibson, V. Conway, P. Chapell – in Schottland testete die Substanz an einer Gruppe von Patienten mit klassischen RA-Symptomen und Osteoarthrose, die bis dahin alle nichtsteroide entzündungshemmende Mittel eingenommen hatten. Nach Beendigung des Versuchs behaupteten die vier, daß «der Extrakt der Grünlippigen Muschel, *Perna canaliculus,* eine wirksame Ergänzung oder mögliche Alternative zur konventionellen Therapie bei der Behandlung sowohl Rheumatoider Arthritis als auch Osteoarthrose ist. Er reduziert den Schmerz und die Steifheit, steigert die Fähigkeit des Patienten, mit dem Leben fertig zu werden, und scheint offensichtlich den allgemeinen Gesundheitszustand positiv zu beeinflussen. Dazu kommt noch, daß Nebenwirkungen kaum auftreten. Es sieht daher so aus, als sei diese Substanz sehr wertvoll für Patienten, die unter diesen beiden chronischen und behindernden Krankheiten leiden.»

Einige Wissenschaftler erhoben Einwände gegen diese Ergebnisse, und es kam zu einer kleineren Kontroverse. Inzwischen führte ein Biochemiker vom Royal Melbourne Institute of Technology, Dr. Paul Gregory, ebenfalls entsprechende Experimente durch und stellte fest, daß die Grünlippige Muschel gut als entzündungshemmendes Mittel wirkt, obwohl er die enthusiastisch klingenden Ergebnisse der Glasgower Versuchsreihe nicht ganz bestätigen konnte. Andere Forscher haben seine Arbeit fortgesetzt und die entzündungshemmenden Eigenschaften des Mittels durch Rattenexperimente bekräftigt. Ich konnte mir etwas von dem Muschelextrakt beschaffen. Er hat mir durchaus geholfen, im Augenblick nehme ich ihn also weiter.

Frischzellentherapie (siehe Fußnote auf S. 154; Anm. d. Red.)

Eine andere alternative Kur, die ich selbst ausprobiert habe, ist die Frischzellentherapie. Ich war in einer Klinik in der Schweiz – La Prairie, gegründet von einem Schweizer, Dr. Niehans –, wo man dem Patienten Frischzellen von ungeborenen Lämmern intramuskulär injiziert, fein säuberlich nach Organen getrennt, da die jeweils degenerierte Zone auf diese Weise angeblich wieder regeneriert werden könne: Die Leberzellen wandern zur Leber, die Nierenzellen zur Niere und so fort. Ich glaube nicht, daß es wirklich so vor sich geht, aber der springende Punkt ist, daß diese Klinik und ähnliche seit fünfzig Jahren bestehen, und ich denke nun mal, daß man nicht so viele Leute so lange zum Narren halten kann. Zumal die Leute eine Menge Geld zahlen, um dort behandelt zu werden – und sie kommen immer wieder, also müssen sie ja irgend etwas davon haben. Darum kann ich nicht, wie so viele Ärzte, einfach sagen, daß die Frischzellentherapie ein großer Unsinn sei, denn viele fühlen sich hinterher *wirklich* besser.

Ich machte also eine Kur dort, da Arthritis zu den Krankheiten gehört, denen man mit dieser Therapie angeblich beikommen kann, und zunächst fühlte ich mich auch besser. Dann fing die Arthritis erneut an, und ich fuhr wieder hin und unterzog mich ein zweites Mal der Behandlung. Ich habe immer noch Arthritis – aber kann ich gerechterweise sagen, daß die Therapie *überhaupt nicht* geholfen hat? Wenn ich sie nicht gemacht hätte, säße ich dann heute vielleicht schon im Rollstuhl? Schwer zu sagen. Die Therapie mag geholfen haben, wenn sie die Krankheit auch nicht geheilt hat.

Auf jeden Fall ist die Frischzellentherapie es wert, daß man sie auf wissenschaftlicher Basis untersucht, und damit bin ich zur Zeit beschäftigt. Kann man experimentell beweisen, daß die zerstörte Zelle sich regeneriert und daß alternde Zellen durch Zufuhr von Frischzellen ungeborener Lämmer langsamer degenerieren?

Wenn die Therapie wirkt, dann wahrscheinlich durch die Regeneration der genetischen Information einer

Zelle, denn auch der Alterungsprozeß einer Zelle resultiert aus einer «Verwirrung» der genetischen Information, die sich nicht mehr richtig ausdrücken kann. Wir wissen, daß die genetische Information einer Zelle durch eine zusätzliche genetische Information neu programmiert werden kann – was wahrscheinlich geschieht, wenn ein Virus in eine Zelle eindringt oder sich ein Tumor bildet. Krebszellen verhalten sich nämlich ganz anders als normale Zellen: Sie sind unsterblich. Gebärmutterhalskrebs-Zellen zum Beispiel wachsen seit ich weiß nicht wieviel Jahren im Laboratorium weiter, normale Zellen dagegen wären schon längst gestorben. Die Frischzellentherapie könnte daher vielleicht ein Mittel sein, den Absterbeanteil des genetischen Informationsvorrats einer Zelle zu reduzieren.

Bei all diesen alternativen Therapien* heißt die Devise: «Probieren geht über Studieren.» Sie können fünf, zehn, sogar zwanzig Methoden durchexerzieren, ohne einen nennenswerten Erfolg zu verbuchen, und dann entdekken Sie beim einundzwanzigsten Versuch plötzlich eine, die ein wenig zu helfen scheint. Es mag manchem vielleicht etwas seltsam vorkommen, daß ich, ein Arzt, eine solche Haltung empfehle, aber ich bin der Meinung, daß man das predigen soll, was man selbst praktiziert. Wenn man sich jahrelang mit Schmerzen herumquält, greift man zu jedem Mittel, das ein wenig Linderung verspricht. Ich gebe ohne falsche Scham zu, daß ich hausgemachten Honig, Ginseng-Wurzeln und sogar Royal-Gelee (die Substanz, mit der die Bienenkönigin von ihren eifrigen Arbeiterinnen gefüttert wird) nehme, in der Hoffnung, daß mein Zustand sich dadurch bessert.

* Mit Ausnahme der Frischzellentherapie. Sie ist seit Ende der 80er Jahre in Verruf geraten und wurde in Deutschland verboten, weil Todesfälle durch schwere Schockreaktionen auftraten (Anm. d. Red.).

Arthritis und Streß

Dieses Kapitel zu schreiben ist mir in gewisser Hinsicht besonders schwergefallen, da es Aspekte meines ganz persönlichen Lebens berührt. Ich habe lange gezögert, ob ich es überhaupt tun soll, bin aber zu dem Schluß gekommen, daß ich Ihnen ein unvollständiges Bild meiner Arthritis geben würde, wenn ich mich selbst zensierte, und Ihnen so eine Möglichkeit vorenthielte, sich vielleicht auch über die Hintergründe der eigenen Krankheit klarer zu werden.

Durch meine ersten Herztransplantations-Operationen wurde ich international bekannt, man lud mich hierhin und dorthin ein, und ich muß sagen, ich genoß meine plötzliche Berühmtheit und ließ es mir gut gehen. Man sollte annehmen, daß dieses hektische Leben meine Arthritis, die zu jener Zeit bereits meine «ständige Begleiterin» war, verschlimmert hätte. Merkwürdigerweise war dem jedoch nicht so – zunächst besserte sie sich sogar. Dann lernte ich Barbara kennen . . ., und meine RA verschwand praktisch ganz. Barbara war jung und schön, ich ließ mich von meiner ersten Frau scheiden und heiratete sie. Ich kann Ihnen keine «wissenschaftliche» Erklärung für meine geradezu dramatische Besserung bieten, aber ich kann sagen, daß die Begegnung mit Barbara eine solche Harmonie in meinem ganzen körperlichen und geistigen Leben bewirkte, daß auf Jahre hinaus kein Rheumatologe auch nur einen Pfennig an mir verdiente.

Dann setzten die Anfälle jedoch wieder ein, besonders in Streßzeiten – und von da an sollte es so bleiben. Es besteht kein Zweifel, daß Arthritis sowohl durch körperlichen als auch durch seelischen Streß hervorgerufen wird. Ich habe zum Beispiel festgestellt, daß sich die Arthritis in meinen Fingern am Abend nach einer schwierigen Operation eklatant verschlimmerte, und genauso ist es, wenn ich unter besonderer seelischer Anspannung stehe.

So kamen und gingen die Anfälle, oft verursacht durch verschiedene Streßsituationen. Und dann, eines Tages, eröffnete Barbara mir, daß sie einen jüngeren, aktiveren Mann kennengelernt habe und sich von mir scheiden lassen wolle. Meiner Frau war ich nicht unternehmungslustig genug, ich ging zu selten mit ihr und den Kindern zum Strand, um zu schwimmen oder Kricket zu spielen . . .

Für mich brach mit der Scheidung eine Welt zusammen. Außerdem war ich entsetzlich eifersüchtig, weil Barbara mit jemandem ausging, der dreißig Jahre jünger war als ich (ja sogar jünger als sie selbst), und überall rumerzählte, was für einen tollen Burschen sie da erwischt hatte.

Schließlich hatte ich das Gefühl, ein hoffnungsloser Fall zu sein – körperlich, seelisch, sexuell.

Praktisch über Nacht waren mein ganzes Selbstbewußtsein, mein Ehrgeiz, mein natürlicher Optimismus verschwunden. In nichts hatte ich mehr Vertrauen, ich wollte nicht mehr leben . . . und spielte sogar mit dem Gedanken, Selbstmord zu begehen. Und die Schuld an meiner desolaten Lage gab ich der Arthritis: Da war ich also, ein Arthritiker, der nicht mehr Manns genug war, seine Frau zu halten, und nun auch noch entdecken mußte, daß der Zusammenbruch seiner Ehe seine Arthritis weiter verschlimmerte. Ein wahrer Teufelskreis.

Dann gab es andere trübe Gedanken, die mich quälten. Ich war nicht nur «unheilbar» krank, ich wurde auch älter. Und wenn man als junger Mensch immer noch hoffen kann, einen erlittenen Verlust wieder ausgleichen, etwas oder jemand anderen gewinnen zu können, schien mir diese Zukunftsperspektive jetzt auch verschlossen. Ich hatte meine Frau und meine Familie, mein Haus und mein Heim und alle Dinge, die ich so sehr liebte, verloren. Früher war es mir immer gelungen, private Rückschläge durch Arbeit zu kompensieren

– eine erfolgreiche Operation, und schon hatte ich wieder ein gutes Stück Lebensmut zurückerobert. Jetzt war ich auch dazu nicht mehr fähig.

Ich weiß, daß ich nicht der erste Mensch bin, der spürt, daß die Zeit ihm davonläuft. Aber zusammen mit all dem andern, was ich erleben mußte, spürte ich, wie sich plötzlich fast meine ganze Persönlichkeit änderte, wobei die Arthritis eine immer größere, bestimmendere Rolle in meinem Leben zu spielen begann. So hatte es mir zum Beispiel vor der Scheidung nicht das geringste ausgemacht, einen Vortrag zu halten. Es machte mir sogar riesigen Spaß. Ich trat praktisch unvorbereitet ans Rednerpult, und die Worte purzelten nur so aus mir heraus. Aber jetzt bin ich schon vorher verkrampft, wenn ich öffentlich reden soll, und ich bereite mich gewissenhaft darauf vor. Wenn man den Ruf hat, ein guter Redner zu sein, dann strengt man sich besonders an . . . und nach jedem Vortrag wütet meine Arthritis wieder heftig.

Wenn ich nun auf meine Ehen und Scheidungen, die glücklichen und die weniger glücklichen Zeiten zurückblicke, kommt es mir vor, als bestehe eine starke wechselseitige Beziehung zwischen Arthritis und emotionalem Streß. Und auf diese Beziehung hin, so meine ich, sollte jeder Arthritiker einmal sein eigenes Leben durchforschen.

Als Herzchirurg weiß ich, daß Streß eine große Rolle bei Herzkrankheiten der verschiedensten Art spielt – die übrigens die häufigste Todesursache in der westlichen Welt sind, weit häufiger als Krebs. Streß kann einen Menschen bis an den Rand der Erschöpfung treiben und körperlich vollkommen zusammenbrechen lassen, wenn der Herzmuskel schließlich versagt. Es sind jedoch nicht nur die Herzkrankheiten, die durch die Streßsituationen, denen wir ausgesetzt sind, verursacht oder verschlimmert werden. Die Mediziner haben eine lange Liste von Krankheiten zusammengestellt, bei denen Streß die definitive Ursache ist. Sie reichen von Schlaflosigkeit bis zu Rückenschmerzen, von hohem Blutdruck bis zu Arthritis.

Die Umstände, die zu streßbedingten Krankheiten führen können, sind zahlreich und ganz verschiedenartig, wie folgende Aufstellung von Thomas H. Holmes und Richard H. Rahe zeigt. Dabei wurden die einzelnen Ereignisse nach einem bestimmten Punktsystem bewertet, und die beiden Forscher stellten fest, daß jeder, der im Jahr auf über 300 Punkte kommt, die achtzigprozentige Aussicht hat, krank zu werden. 150 bis 300 Punkte = 50 Prozent usw.:

Soziale Wiedereingliederung – Bewertungsskala

Ereignis	Lebenskrisen-Punkteindex
Tod von Ehemann bzw. Ehefrau	100
Scheidung	73
Trennung vom Ehepartner	65
Gefängnisstrafe	63
Tod eines nahen Angehörigen	63
Persönliche Kränkung oder Krankheit	53
Heirat	50
Kündigung	47
Versöhnung mit dem Ehepartner	45
Pensionierung	45
Änderung des Gesundheitszustandes eines Familienmitglieds	41
Schwangerschaft	40
Sexuelle Probleme	39
Hinzukommen eines neuen Familienmitglieds	39
Größere berufliche Probleme	39
Veränderung der finanziellen Lage	38
Tod eines nahen Freundes	37

Berufswechsel	36
Veränderung im Zusammenleben mit Mann/Frau	35
Aufnahme einer größeren Hypothek	31
Verfallserklärung einer Hypothek oder eines Darlehens	30
Änderung in der Verantwortlichkeit im Beruf	29
Sohn oder Tochter verlassen das Haus	29
Schwierigkeiten mit angeheirateten Verwandten	29
Außergewöhnliche persönliche Leistung	28
Ehefrau beginnt/hört auf zu arbeiten	26
Beginn oder Beendigung der Schule	26
Änderung der Lebensbedingungen	25
Revision persönlicher Gewohnheiten	24
Ärger mit dem Chef	23
Wechsel in der Arbeitszeit oder den -bedingungen	20
Umzug	20
Wechsel der Schule	20
Änderung der Freizeitgewohnheiten	19
Änderung der Tätigkeit in der Kirche	19
Änderung der gesellschaftlichen Aktivitäten	18
Aufnahme eines Bankdarlehens	17
Änderung der Schlafgewohnheiten	16
Änderung der Anzahl der Familienzusammenkünfte	15
Änderung der Eßgewohnheiten	15
Urlaub	13
Weihnachten	12
Geringfügige Gesetzesübertretungen	11

Nach der Scheidung von Barbara überstieg meine Punktezahl die Dreihundertermarke. Wahrscheinlich hätte ich sogar die Hälfte der Posten ankreuzen können. Daher war es kaum überraschend – vorausgesetzt, Holmes und Rahe haben mit ihrer Annahme über die Relation von Lebensereignissen und Krankheit grundsätzlich recht –, daß sich meine Arthritis-Symptome verschlimmerten. Anderen Arthritikern erging es ganz ähnlich. Ein Londoner Psychiater, Hugh Baker, untersuchte nämlich eine Gruppe RA-Patientinnen und stellte fest, daß gerade im Zeitraum vor Auftreten der RA sehr häufig emotionale Streßsituationen im Leben dieser Personen vorlagen. Und mit «Streßsituation» meinte Dr. Baker zum Beispiel einen Firmenbankrott, Arbeitslosigkeit oder Trennung nach einer mehrjährigen Lebensgemeinschaft.

Wie gefährlich jemandem eine Streßsituation werden kann, hängt jedoch auch weitgehend von seiner Persönlichkeit ab. Zwei amerikanische Ärzte, Meyer Friedman und Roy Rosenman, haben herausgefunden, daß ein bestimmter Persönlichkeitstyp, den sie Typ A nannten, definitiv mehr zu Herzerkrankungen neigt als Typ B, der die entgegengesetzten Eigenschaften aufweist. Die Vertreter von Typ A sind voller Dynamik, ehrgeizig, ja, geradezu besessen von einer Aufgabe (wofür ich selbst zweifellos ein gutes Beispiel bin), während Typ B sich abwartend verhält, bequem und gemütlich ist.

Typ-A – Personen . . .

- sind leicht gereizt
- haben Schuldgefühle, wenn sie «müßig gehen»
- sind ungeduldig mit anderen
- übernehmen übertriebene Verantwortung
- versuchen, unkontrollierbare Situationen zu beherrschen
- regen sich auf, wenn etwas schiefgeht
- vertrauen sich nur schwer anderen Menschen an
- fällt es schwer, familiäre Probleme zu lösen
- stehen immer unter Zeitdruck
- versuchen, an zwei oder mehr Projekten gleichzeitig zu arbeiten
- vernachlässigen alle Aspekte des Privatlebens zugunsten der Arbeit

- opfern Freizeit
- essen, arbeiten und bewegen sich sehr schnell
- sprechen rasch und explosiv

Seien Sie nun aber nicht beunruhigt, wenn Sie sich nach dieser Auflistung als Typ A identifizieren. Anfällig zu sein für eine Krankheit, heißt noch lange nicht, daß man sie auch wirklich bekommt.

Ich bin allerdings der Meinung, daß jeder Arthritiker versuchen sollte, den Streß in seinem Leben so weit wie möglich zu reduzieren, indem er Mittel und Wege findet, wenigstens einem Teil der unvermeidlichen Stimmungsschwankungen entgegenzuwirken. Ein einfaches Rezept dafür empfiehlt Jane Madders, eine Spezialistin für Anti-Streß-Techniken, mit ihrem Vier-Punkte-Programm, das man leicht durchführen kann, wenn einem die Umstände mal über den Kopf zu wachsen drohen:

1. Sagen Sie «Halt» zu sich selbst.
2. Atmen Sie langsam ein und langsam wieder aus. Lassen Sie dabei die Schultern fallen, und entspannen Sie die Hände.
3. Atmen Sie noch einmal tief ein, und überzeugen Sie sich, daß Ihre Zähne beim Ausatmen nicht fest zusammengepreßt sind.
4. Machen Sie noch zwei kleine, ruhige Atemzüge.

Außerdem brauchen wir jedoch Techniken, die wir regelmäßig praktizieren können, um sich anbahnende Streßsituationen zu *vermeiden*. In diesem Zusammenhang empfehle ich Ihnen Bewegungs- oder Entspannungsübungen, die Teilnahme an Yoga- oder Meditations-Kursen bzw. die Praktizierung vergleichbarer Anti-Streß-Techniken wie Autogenes Training oder Biofeedback. Probieren Sie verschiedene Entspannungsübungen aus, bis Sie eine finden, die Ihnen zusagt und die Sie auch leicht täglich zu Hause durchführen können.

Außerdem sollten Sie ein paar vernünftige Lebensgrundregeln beachten, um gesund zu bleiben und in der Lage zu sein, mit dem Alltagsstreß fertig zu werden. Hier ein einfaches Programm dafür, das in der englischen Fernsehserie *How to Last a Lifetime* empfohlen wurden:

- Vermeiden Sie ernstliche Erschöpfungszustände. Sollte es dennoch einmal so weit kommen, unternehmen Sie *sofort* etwas dagegen.
- Sorgen Sie für Ausgleich zwischen Ruhe- und Aktivitätsphasen.
- Sorgen Sie für ausreichenden und guten Schlaf.
- Stellen Sie ein realistisches Aktivitäten-Programm auf, das genug Spielraum läßt, um seine Grenzen zu testen, und das Ziele hat, die wirklich erreicht werden können.
- Versuchen Sie, immer noch einen Rest Energie in Reserve zu behalten.
- Lernen Sie, «Nein» zu sich und anderen zu sagen, wenn die Anforderungen zu hoch werden.
- Lernen Sie Entspannungstechniken, und praktizieren Sie sie so oft wie möglich, vor allem in spannungsgeladenen Situationen.
- Erkennen Sie Ihre persönlichen Grenzen, und entwickeln Sie genug Selbstbewußtsein, sie auch einzuhalten.

Diese grundlegenden Richtlinien gelten für Arbeit und Freizeit gleichermaßen. Man sollte sich die Aufgaben eines Tages sorgfältig einteilen, sich immer nur einer Arbeit auf einmal widmen und außerdem Verantwortung delegieren, wo immer es geht. Auf diese Weise kann man den Streß im Beruf erheblich reduzieren.

Natürlich läßt sich Streß nicht immer vermeiden – ich erinnere mich noch, daß meine Fuß- und Handgelenke regelmäßig wie eine Uhr in einer Entzündung aufflammten, wenn es im Zuge der Scheidung zu scharfen Auseinandersetzungen zwischen Barbara und mir kam. In solchen Momenten fühlte ich mich dann wie ein doppelter Verlierer – unglücklich und krank zugleich.

Und doch versuchte ich weiterzumachen, mich durchzukämpfen. Es ist auch eine Versuchung, an allem, was schiefgeht, seiner Krankheit die Schuld zu geben. Schließlich habe ich alles, was ich im Leben erreicht habe und was der Mühe wert war, mit und trotz der RA erreicht. Eine Krankheit zerstört ein Leben noch nicht, ja, man kann sich ihr zum Trotz sogar besondere Leistungen abringen, wenn man die entsprechende geistige Einstellung und Begabung hat.

Es kostet Kraft, weiß Gott, sich jeden Tag positiv auf eine Krankheit einzustellen, die einem vielleicht mehr und mehr die Beweglichkeit nimmt und die einem vor Schmerz die Tränen in die Augen treibt. Doch wenn Sie die Anregungen, die ich in diesem Kapitel gegeben habe, ernst nehmen, fällt Ihnen diese Anstrengung möglicherweise etwas leichter. Darum möchte ich noch mal zusammenfassen:

1. Vermeiden Sie Streßsituationen.
2. Ändern Sie Ihre Einstellung in den Fällen, in denen sich Streß nicht vermeiden läßt.
3. Nehmen Sie einige einfache Anti-Streß-Techniken in Ihr Programm auf.
4. Versuchen Sie, nicht in Selbstmitleid zu versinken.

Wenn Sie sich mit ganzer Kraft auf die Punkte 1, 2 und 3 konzentrieren, wird sich Punkt 4 von selbst erledigen.

Diät und Bewegungstraining

Früher oder später wird jeder Arthritiker seinen Arzt fragen, ob es vielleicht möglich ist, durch eine bestimmte Diät positiv auf die Krankheit einzuwirken. Eine ganz logische Frage, denn unsere Körper sind biochemische Fabriken, in Gang gehalten durch den «Treibstoff» Nahrung. Eine falsche Ernährung könnte daher diesen «Mechanismus» ebenso empfindlich stören wie eine falsche Benzin/Luft-Mischung die Funktionsfähigkeit Ihres Autos: «Man ist, was man ißt.»

Als Herzspezialist neigte ich natürlich noch mehr als andere zu der Annahme, daß meine RA durch eine Umstellung meiner Eßgewohnheiten wenigstens gelindert werden könnte (wenn nicht gar zu vermeiden gewesen wäre). Denn Herzkrankheiten sind zweifellos bis zu einem gewissen Grad ernährungsbedingt. Bei Menschen, die viel Fett essen, vor allem tierische Fette, bilden sich cholesterinhaltige Ablagerungen an den Innenwänden der Arterien, die den Herzmuskel versorgen. Diese Ablagerungen behindern die Blutzufuhr. Wer also falsch und außerdem zu reichlich ißt, läuft Gefahr, sein Herz zu stark zu belasten, so daß es unter der doppelten Anstrengung – Übergewicht und mangelnde Blutversorgung – zusammenbricht.

Kann man ähnliches im Hinblick auf Arthritis sagen? Rufen bestimmte Nahrungsmittel Arthritis hervor oder verschlimmern den Zustand bei jemandem, der schon daran leidet? Die amerikanische Arthritis Foundation schreibt dazu in ihrem Merkblatt *Arthritis, Diet and Nutrition, Facts to Consider:*

«Soweit heute bekannt ist, wird keine Form der Arthritis durch die Ernährung, das heißt durch eine falsche Zusammenstellung der Nahrungsmittel, hervorgerufen. Ob man nun dies oder jenes ißt bzw. nicht ißt, wird die Arthritis nicht heilen. Aber natürlich ist man, wenn man sich ›falsch‹ ernährt, im allgemeinen weniger gesund

und widerstandsfähig, so daß man mit den im Zuge der Arthritis auftretenden Beschwerden und Verschleißerscheinungen schlechter fertig wird.»

Lediglich die Gicht stellt in diesem Zusammenhang eine Ausnahme dar, denn es ist bekannt, daß purinreiche Nahrung wie Bries, Nieren oder Hirn Gichtanfälle hervorrufen kann. Da die Gicht durch einen hohen Harnsäurespiegel im Blut entsteht, kann jede Substanz, die diesen Wert erhöht, die Bildung schmerzhafter Kristalle anregen. Alkohol zum Beispiel ist eine davon. Außerdem gehören dazu bestimmte Diuretika oder Entwässerungstabletten, die verschrieben werden, um den Harnfluß zu verstärken, wenn im Körper zuviel Flüssigkeit und Salze gespeichert werden. Doch abgesehen von dem Sonderfall Gicht scheint man «offiziell» die Meinung zu vertreten, daß es keinen Sinn hat, Arthritis durch eine besondere Diät zu bekämpfen.

Regelmäßige, in ihrem Nährwert ausgewogene Mahlzeiten sollte man allerdings zu sich nehmen. Dadurch bewahrt man sich einen guten Allgemeinzustand und die Spannkraft der Muskeln, so daß man den bei degenerativen Gelenkerkrankungen auftretenden Verschleißerscheinungen besser begegnen kann.

Aber es gibt auch Ärzte, die glauben, daß man mit einer bestimmten Ernährung doch etwas erreichen kann. Ich war einmal in einer Klinik, wo es nur rohes Gemüse, Obst und Nüsse zu essen gab - eine strenge Rohkost-Diät also. Kein Zucker, kein Salz. Jeden Tag eine Stunde lang Massagen und eine Dickdarmspülung zur Reinigung der Eingeweide. Ich hielt mich ungefähr zwei Wochen lang an diese Vorschriften. Vielleicht bildete ich es mir nur ein, aber als ich die Klinik dann verließ, hatte ich das Gefühl, daß es mir besser ginge – allerdings nicht gut genug, um an dieser, ehrlich gesagt, doch recht faden Diät festzuhalten.

Ein anderes, abwechslungsreicheres Ernährungsprogramm hat der chinesisch-amerikanische Arzt Dr. Collin H. Dong aufgestellt, der mit fünfunddreißig Jahren an einer heftigen Arthritis erkrankte, gegen die keine noch so starke Dosis schmerzstillender oder entzündungshemmender Mittel zu helfen schien. Obendrein zog Dr. Dong sich noch eine schwere Hautentzündung zu, seine Haare begannen auszufallen, und sein Gesicht schwoll an. Er konsultierte eine Reihe prominenter Rheumatologen, aber keiner konnte ihm helfen.

Dr. Dong beschäftigte sich daraufhin näher mit einer Theorie, die in den letzten Jahren immer populärer geworden ist und die besagt, daß gerade eine solche Anhäufung von Symptomen auf eine Allergie gegen bestimmte Nahrungsmittel zurückzuführen sein könnte. Dr. Dong machte sich also daran, ein Ernährungsprogramm – in erster Linie für Arthritiker – zu entwickeln, unter Berücksichtigung des Allergiepotentials, das in vielen Substanzen enthalten ist, die wir täglich, ohne weiter darüber nachzudenken, zu uns nehmen. Dann machte er einige Vorschläge, die, wie er selbst zugibt, zunächst schwer zu akzeptieren sind, denn nichts behauptet sich zäher als alte Gewohnheiten. Das Ergebnis, so meint er, sei jedoch mehr als ermutigend, gleichwertig einer «Kur». Hier in groben Umrissen seine Anordnungen:

Du sollst essen und trinken
Alle Meeresfrüchte und -tiere
Alle Gemüsesorten, einschließlich Avocados
Pflanzenöle, besonders Safran- und Maisöl
Margarine, die keine Milchfette enthält
Eiweiß
Honig
Nüsse, Sonnenblumenkerne, Sojabohnenprodukte
Reis jeder Sorte – braun, weiß, wild

Brot, dem nichts hinzugefügt wird, das unter «Du sollst nicht essen» aufgeführt ist
Tee und Kaffee
Reines Sodawasser
Petersilie, Zwiebeln, Knoblauch, Lorbeerblätter, Salz
Alle Sorten Mehl
Zucker

Du sollst nicht essen und trinken
Fleisch in jeder Form, einschließlich Brühe
Obst jeder Art, einschließlich Tomaten
Molkereiprodukte, einschließlich Eigelb, Milch, Käse, Joghurt
Essig oder andere Säuren
Pfeffer (überhaupt nicht!)
Schokolade
Trocken geröstete Nüsse (beim Röstverfahren spielt Monosodium-Glutamat eine Rolle)
Alkoholische Getränke
Soft Drinks (ich habe noch nie einen ohne Zusätze gefunden)
Alle Zusätze, Konservierungsmittel, Chemikalien, vor allem Monosodium-Glutamat – einzige Ausnahme: das Lecithin in der Margarine.

Du darfst vielleicht gelegentlich essen und trinken
Hühnerbrust und Hühnerbrühe
Ein wenig Wein (in einem Gericht)
Ein kleines Glas Whisky
Eine kleine Prise aromatisches Gewürz, zum Beispiel Curry
Nudeln oder Spaghetti, da der Eigehalt relativ gering ist und beim Kochen aufgespalten wird.

Ausnahmen

An Gicht oder gichtiger Arthritis Leidende tun gut daran, bestimmte Dinge zu meiden. Die Verträglichkeit der einzelnen Speisen muß von jedem selbst festgestellt werden, denn sie unterscheidet sich von einem zum andern. Im allgemeinen sind jedoch Pilze, Spargel, Spinat, Artischocken, Erbsen und Bohnen mögliche Übeltäter. Was Alkohol betrifft, so scheint Whisky einigen Leuten mit Gicht nicht zu bekommen. Ich würde statt dessen Wodka (für einen seltenen Genuß) vorschlagen.

Dr. Dong weicht also mit seinem als Allergie-Therapie empfohlenen Ernährungskatalog deutlich von der konventionellen medizinischen Auffassung ab, die keinen ursächlichen Zusammenhang zwischen einer bestimmten Diät und dem Krankheitsverlauf im Falle einer Arthritis (mit Ausnahme der Gicht) sieht. Ich für meinen Teil neige eher der konventionellen Ansicht zu. Ich habe Dutzende von Spezialdiäten ausprobiert – zum Beispiel besonders ballastreiche Kost, Lebensmittel weitestgehend ohne chemische Zusätze, alles so frisch wie möglich, keine Konserven usw. – und muß sagen, daß keine Ernährungspraxis sich als besonders gut bzw. schlecht für meine Arthritis erwiesen hat.

In einem Punkt bin ich jedoch mit allen Medizinern – konventionell oder nicht – einer Meinung: Zuviel zu essen – egal von was – ist immer von Übel. Übergewicht belastet das Herz, läßt die Gelenke schneller verschleißen, macht einen schwerfällig und bewegungsunwillig. Und schmerzende Gelenke schmerzen noch mehr, wenn sie unnötigen Ballast mit sich herumschleppen müssen. Bei einer Größe von 1 Meter 85 wiege ich nur 78 Kilo, bin also nach der Tabelle auf S. 170 (entnommen dem Buch von Joan Gomez, *How Not to Die Young)* eher «schlank». Ich persönlich begrüße das. Als Fettwanst hätte ich mich bei den vielen langen, komplizierten Operationen am offnen Herzen wohl schwerer getan.

Achten Sie also auf Ihr Gewicht. Seien Sie ehrlich zu sich selbst, und wenn Sie in der «Gefahrenzone» zur Fettleibigkeit liegen, machen Sie eine Abmagerungskur. Damit meine ich nicht, daß Sie sich gleich in eine Nulldiät stürzen sollen. Dabei nimmt man zwar ab, lernt jedoch nicht, seine (schlechten) Eßgewohnheiten zu ändern, so daß man sich sehr schnell alles wieder anfuttert. Reduzieren Sie Ihr Gewicht auf vernünftige Art, achten Sie auf die Ausgewogenheit Ihrer Nahrung, seien Sie vorsichtig mit dem Alkohol, vor allem mit hochprozentigen Sachen, versuchen Sie Abwechslung in Ihre Mahlzeiten zu bringen, und schränken Sie die offensichtlichen Dickmacher wie Kuchen, Süßigkeiten, gebratene Gerichte, Fett und Zucker ein. Folgende Tips für den Alltag haben sich als sehr nützlich erwiesen:

- Regelmäßige kleine Mahlzeiten sind besser als eine Riesenmahlzeit.
- Vermeiden Sie «automatisches» Essen, das heißt eiliges, gedankenloses Hinunterschlingen. Kleinere Bissen, sorgsam genossen, bedeuten, aufs Ganze gesehen, meistens weniger Kalorien.
- Trinken Sie lieber mal etwas Warmes, wenn Sie Appetit haben, statt zu essen.
- Wenn Sie Schwierigkeiten haben, das «Hungern» durchzuhalten, tun Sie sich mit jemandem zusammen, oder schließen Sie sich einer entsprechenden Gruppe an.

Neben den rein diätetischen Maßnahmen sollten Sie auch darauf achten, Ihr Gewicht durch regelmäßige Bewegung zu reduzieren bzw. zu halten. Spazierengehen, Jogging (am besten auf weichem Boden), Schwimmen und Radfahren bieten sich da wohl für die meisten in erster Linie an, obschon es natürlich Hunderte von anderen erfreulichen Möglichkeiten gibt, den Körper zu

Wünschenswertes Gewicht, je nach Größe und Körperbau, im Alter von 25 Jahren und darüber

Männer

Größe (in Schuhen mit Absatzhöhe von ca. 2,5 cm)	Leichter Körperbau	Durchschnittlicher Körperbau	Schwerer Körperbau
m	kg	kg	kg
1.57	50.8–54.4	53.5–58.5	57.2–64.0
1.60	52.1–55.8	54.9–60.3	58.5–65.3
1.63	53.5–57.1	56.2–61.7	59.9–67.1
1.65	54.9–58.5	57.6–63.0	61.2–68.9
1.68	56.2–60.3	58.9–64.8	62.6–70.8
1.70	58.0–62.1	60.7–66.7	64.4–73.0
1.73	59.9–63.9	62.6–69.3	66.7–75.3
1.75	61.7–65.7	64.4–70.8	68.5–77.1
1.78	63.5–68.0	66.2–72.6	70.3–78.9
1.80	65.3–69.8	68.0–74.8	72.1–81.1
1.83	67.1–71.7	69.8–77.1	74.4–83.5
1.85	68.9–73.5	71.7–79.4	76.2–85.7
1.88	70.8–75.8	73.8–81.6	78.5–88.0
1.90	72.6–77.6	76.2–83.9	80.7–90.2
1.93	74.4–79.4	78.0–86.2	82.5–92.5

Frauen

Größe (in Schuhen mit Absatzhöhe von ca. 5 cm)	Leichter Körperbau	Durchschnittlicher Körperbau	Schwerer Körperbau
m	kg	kg	kg
1.47	41.7–44.5	43.5–48.5	47.1–53.9
1.50	42.6–45.8	44.5–49.9	48.0–55.3
1.52	43.5–47.1	45.8–51.2	49.4–56.7
1.55	44.9–48.5	47.1–52.6	50.8–58.0
1.57	46.3–49.9	48.5–54.0	52.1–59.4
1.60	47.6–51.2	49.9–55.3	53.5–60.8
1.63	49.0–52.6	51.2–57.1	54.9–62.6
1.65	50.3–54.0	52.6–59.0	56.7–64.4
1.68	51.7–55.8	54.4–61.2	58.5–66.2
1.70	53.5–57.6	56.2–63.0	60.3–68.0
1.73	55.3–59.4	58.0–64.8	62.1–69.8
1.75	57.1–61.2	59.9–66.7	63.9–71.7
1.78	58.9–63.5	61.7–68.5	65.8–73.9
1.80	60.8–65.3	63.5–70.3	67.6–76.2
1.83	62.6–67.1	65.3–72.1	69.4–78.9

trainieren und überflüssige Kalorien loszuwerden. Dabei sollte als wesentliches Kriterium gelten: Welche Sportart macht einem wirklich Spaß, die man regelmäßig ausüben kann, ohne daß die von Arthritis betroffenen Gelenke schmerzen und entzündlich reagieren?

Abgesehen von allgemeinen Fitness-Übungen gibt es eine Reihe von Übungen, die speziell für den Arthritiker entwickelt wurden. Sie sind so angelegt, daß sie dem natürlichen Bewegungsradius des Gelenks entsprechen und es geschmeidig und beweglich halten, ohne außergewöhnliche Beanspruchungen oder Verrenkungen zu verlangen. Sie sollten regelmäßig absolviert werden, wenn möglich morgens und abends, am besten nach dem Baden oder Duschen, wenn man aufgewärmt ist. Wenn Sie vorhaben, nicht nur die ganz leichten auszuführen, fragen Sie bitte Ihren Arzt oder Ihren Physiotherapeuten, ob diese auch wirklich für Sie geeignet sind.

Alle Übungen, die auf den folgenden Seiten beschrieben werden*, sollten jeweils mehrere Male wiederholt werden, angefangen von fünf- über zehn- bis zu zwanzigmal. Falls es Ihnen bei einer Übung schwindlig wird, hören Sie sofort auf damit.

Allgemeine Übungen

Für diese Übungen braucht man einen Stuhl mit gerader Lehne (siehe Abb. 11 und 12). Wenn Ihnen eine Bewegung schwerfällt, strengen Sie sich nicht unnötig an. Muten Sie sich niemals zu viel zu.

1. Ziehen Sie mit einem Schal – als Hebel – unter der Sohle jeden Fuß ein paarmal leicht hoch.
2. Für die Beweglichkeit der Taille: Lassen Sie Ihre Arme zunächst an jeder Seite des Stuhls herunterhängen. Drehen Sie dann Ihren Oberkörper erst auf

* Abb. 11 aus: Gillie/Haddon/Mercer, 1982; Abb. 13, 15, 18, 19, 20, 21, 23 aus: Hooker, 1976; Abb. 12, 14, 16, 17, 22 aus: Dudley Hart, 1981.

die eine, dann auf die andere Seite, und bewegen Sie Ihre Arme dabei so, wie in Abb. 11, Nr. 2, zu sehen.

3. Bei geschwollenen Knöcheln: Haken oder kreuzen Sie einen Fuß über den anderen. Pressen Sie die Zehen nach oben, nach unten, nach außen, nach innen, dann kreisen Sie mit dem Fuß rechts- und linksherum.
4. Halten Sie die Füße auf dem Boden. Heben Sie erst die Fersen an, dann die Zehen. Zunächst mit jedem Fuß abwechselnd, dann mit beiden gleichzeitig.
5. Für die Beweglichkeit des Nackens: Lassen Sie den Kopf nach vorn hängen (nicht drücken), dann heben Sie ihn langsam hoch. Lassen Sie ihn zur Seite fallen – erst zur einen, dann zur anderen – und heben ihn wieder hoch.
6. Rücken Sie so weit wie möglich nach hinten an die Stuhllehne, und setzen Sie sich gerade hin, so daß der ganze Rücken die Lehne berührt: Kopf hoch, Brust raus. Entspannen und wiederholen.
7. Setzen Sie sich bequem auf einen Stuhl. Lassen Sie den Kopf nach vorn fallen, so daß er Ihre Brust berührt. Dann beugen Sie sich langsam nach unten zu den Knien. Richten Sie sich wieder auf, wobei Sie den Kopf erst ganz zuletzt «aufrollen» (siehe Abb. 12).

Wirbelsäule und Rücken

Die drei Bewegungsmöglichkeiten Ihrer Wirbelsäule, die Sie üben sollten (es sei denn, Ihr Rücken schmerzt zu sehr), sind vorwärts und rückwärts beugen, seitwärts beugen sowie nach rechts und nach links drehen.

- Stellen Sie sich gerade hin. Beugen Sie sich, so weit Sie können, zu Ihren Zehen hinunter. Dann richten Sie sich wieder auf, falten die Arme über der Brust und lehnen sich nach hinten, so daß Sie zur Decke hin-

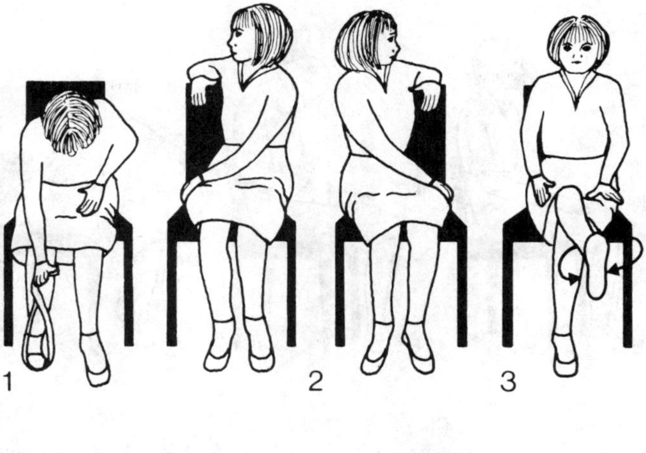

Abb. 11

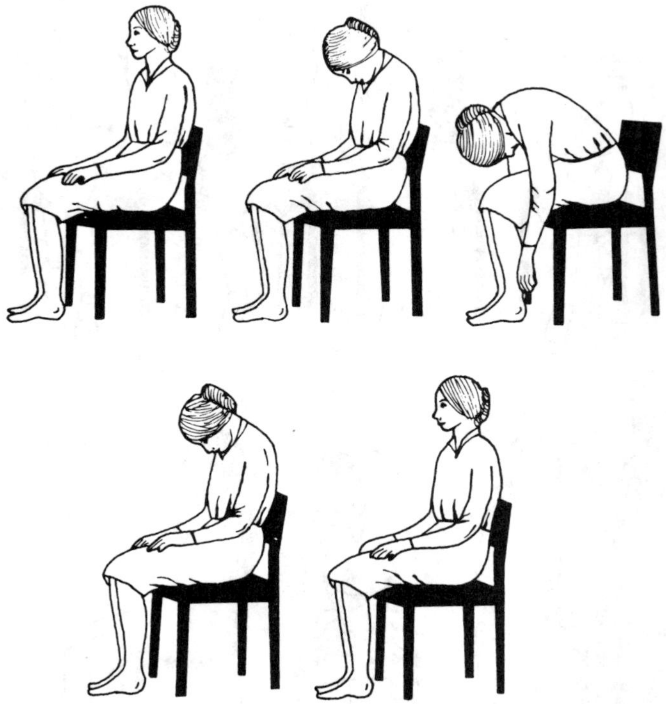

Abb. 12

aufschauen. Dann wieder nach vorn beugen. Die Übung sollte als leichtes, ständiges Zusammenrollen ausgeführt werden, das unten an der Wirbelsäule beginnt und nach oben weiterläuft. Die Übung kann auch im Liegen ausgeführt werden.
- Beugen Sie sich langsam zur Seite; dabei gleitet Ihre linke Hand an Ihrem linken Oberschenkel hinab. Dann richten Sie sich wieder auf und machen die gleiche Übung zur rechten Seite hin.
- Legen Sie die Hände auf die Hüften, und lassen Sie die Wirbelsäule so kreisen, daß Sie sich, ohne die Füße zu bewegen, zuerst nach links und dann nach rechts drehen.

Hier noch einige nützliche Übungen für den Rücken:

Legen Sie sich so flach wie möglich aufs Bett.
- Pressen Sie Kopf und Schultern so fest wie möglich gegen die Matratze. Entspannen.
- Heben Sie den Kopf (unter Einsatz der Bauchmuskulatur), um auf die Füße zu sehen.

Setzen Sie sich auf einen Stuhl mit gerader Lehne.
- Legen Sie den Kopf zurück, und krümmen Sie den Rücken, während Sie tief einatmen. Entspannen und ausatmen. Langsam wiederholen.
- Setzen Sie sich aufrecht hin, und drehen Sie den Körper, um nach hinten zu schauen. Dabei bleiben Sie fest auf dem Stuhl sitzen. Übung nach der anderen Seite hin wiederholen.
- Beugen Sie sich nach vorn, und legen Sie den Kopf auf die Knie.

Füße und Knöchel

Setzen Sie sich mit übereinandergeschlagenen Knien hin.
- Ziehen Sie den Fuß vom Knöchel aus hinauf, und strecken Sie ihn wieder nach unten. Wenn Sie ihn

nach unten strecken, drücken Sie die Zehen kräftig in Richtung Boden. Übung mit dem anderen Fuß wiederholen.

- Lassen Sie den Fuß vom Knöchel aus kreisen, beschreiben Sie dabei einen großen Kreis mit dem großen Zeh. Übung mit dem anderen Fuß wiederholen.
- Beugen Sie die Zehengelenke an dem gehobenen Fuß so weit wie möglich nach oben und nach unten. Dann entspannen. Übung mit dem anderen Fuß wiederholen.

Setzen Sie sich so hin, daß beide Füße flach auf dem Boden stehen und die Knie einen rechten Winkel bilden.

- Halten Sie den Fußballen auf dem Boden, und heben Sie die Fersen so hoch wie möglich an. Die Fußspitze sollte jedesmal fast senkrecht stehen.
- Pressen Sie die Zehen fest auf den Boden, halten Sie sie gerade, und heben Sie dabei den Fußballen vom Boden, um eine Brücke zu machen. Diese kleine Bewegung ist wichtig, um die «Schling»-Muskeln, die die Fußwölbung stützen, zu trainieren (siehe Abb. 13). Übung mit dem anderen Fuß wiederholen.

Legen Sie sich mit ausgestreckten Beinen auf den Rükken.

- Legen Sie die Beine auf Kissen. Strecken Sie die Füße vom Knöchel aus in einer tretenden Bewegung abwechselnd auf und ab. Besondere Aufmerksamkeit sollte dabei darauf gelegt werden, richtig hinunterzustoßen, so daß die Wadenmuskeln kräftig «pumpen» müssen. Das hilft, Füße und Beine zu entwässern. Lassen Sie die Beine eine halbe Stunde lang hochliegen. Diese Übung kann man während des Tages auch im Sitzen ausführen, indem man die Beine auf einen Hocker legt.

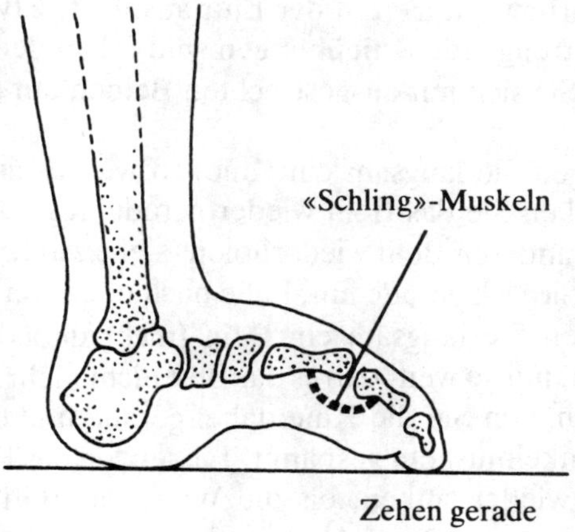

Abb. 13

Knie

Übungen auf dem Standrad können zur Erhaltung der Bewegungsfähigkeit der Knie und zum Aufbau des Muskeltonus in den Beinen beitragen. Man kann jedoch auch ohne ein solches Gerät trainieren, wenn man sich flach auf den Rücken legt und zwei bis drei Minuten lang Radfahrbewegungen in der Luft ausführt. Etwas weniger anstrengende Knieübungen sind folgende:

Legen Sie sich mit ausgestreckten Beinen auf den Rükken.

- Beugen Sie langsam ein Knie, so weit es geht, dann strecken Sie das Bein wieder gerade aus. Übung mit dem anderen Bein wiederholen (siehe Abb. 14).

Legen Sie sich gerade hin, Füße nach oben weisend.

- Heben Sie langsam ein Bein (nicht unbedingt sehr hoch, nur so weit, daß es das Bett nicht mehr berührt), und halten Sie die Knie dabei gerade und die Oberschenkelmuskeln gespannt. Lassen Sie das Bein langsam wieder sinken, bis die Wade das Bett berührt, dann entspannen. Auch diese Übung abwechselnd mit jedem Bein ausführen.

Setzen Sie sich so hin, daß die gestreckten Beine auf einem Hocker liegen, oder setzen Sie sich aufs Bett.

- Machen Sie die Knie steif, indem Sie die Oberschenkelmuskeln spannen. Die Kniekehle sollte gegen das Bett oder den Hocker gepreßt werden. Lassen Sie sie eine Minute lang gespannt, dann lockern. Nochmal fest spannen – und lockern.
- Machen Sie die Knie steif wie vorher, und wenn die Muskeln wirklich angespannt sind, heben Sie ein Bein vom Hocker hoch, wobei es ganz gerade bleiben muß. Sie brauchen das Bein nur etwa 30 Zentimeter hochzuheben, bevor Sie es langsam wieder sinken lassen. Die ganze Wirkung der Übung ist jedoch dahin, wenn das Knie dabei irgendwann gebeugt wird (siehe Abb. 15).

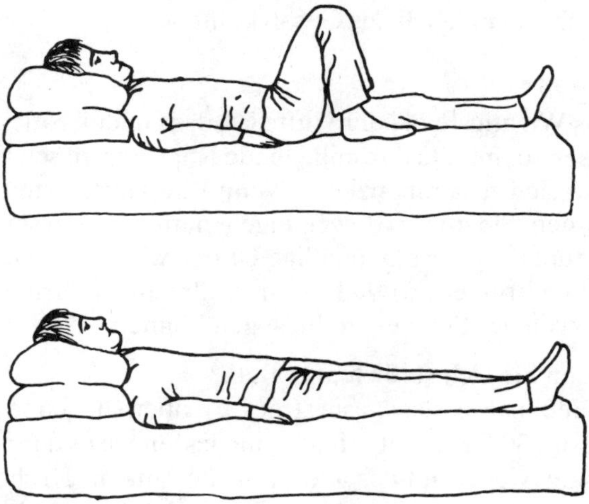

Abb. 14

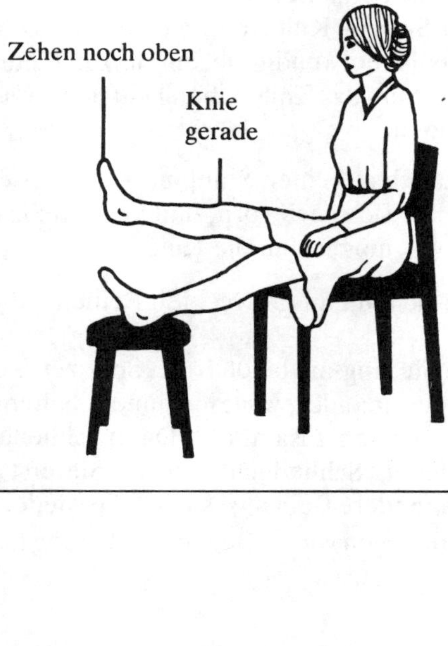

Abb. 15

– Beugen Sie die Knie abwechselnd, so daß die Ferse so nah wie möglich ans Gesäß kommt.

Hüften

Das Wichtigste bei der Hüfte ist, das Gelenk rotieren zu lassen, damit die darumliegende Kapsel nicht schrumpft oder sich zusammenzieht. Wenn Ihre Hüften steif sind, können Sie diese Bewegungen natürlich nur bedingt ausführen, aber regelmäßige Übung wird da gewiß Besserung bringen, so daß Sie sich allmählich leichter und mit weniger Schmerzen bewegen können.

Legen Sie sich seitlich aufs Bett.

– Heben Sie das ausgestreckte, oben liegende Bein etwa 30 Zentimeter hoch, und lassen Sie es dann langsam wieder auf das andere zurücksinken. Drehen Sie sich um, und wiederholen Sie die Übung mit dem anderen Bein.

Setzen Sie sich aufs Bett.

– Beugen Sie ein Knie, und ziehen Sie es bis an die Brust. Falls notwendig, legen Sie zur Unterstützung die Hände um das Knie. Übung mit dem anderen Bein wiederholen.

Setzen Sie sich auf einen Stuhl mit gerader Lehne.

– Beugen Sie sich nach vorn, und bringen Sie den Kopf so weit wie möglich an die Knie.

Legen Sie sich mit ausgestreckten Beinen auf den Rükken.

– Beugen Sie langsam beide Knie. Spreizen Sie die Knie so weit auseinander, wie Sie können, halten Sie dabei aber die Fersen zusammen. Dann schließen Sie die Knie wieder. Schließlich strecken Sie erst das eine, dann das andere Bein aus, so daß Sie wieder so ausgestreckt daliegen wie zu Beginn der Übung (siehe Abb. 16).

– Sie halten die Knie gestreckt, heben ein Bein nur so eben vom Bett hoch und bewegen es langsam zur Seite, so weit Sie können. Dann bringen Sie es wieder in die Ausgangsposition zurück. Übung mit dem anderen Bein wiederholen (siehe Abb. 17)

Stellen Sie sich hin, und halten Sie sich an einem Stuhl fest.

– Stellen Sie sich vor den Stuhl, und schwingen Sie das betroffene Bein so weit wie möglich seitwärts. Sie müssen dabei das Standbein gerade und den Körper aufrecht halten. Es ist einfach, wenn der Körper sich von dem erkrankten Bein weglehnt, wobei dann die ganze Bewegung im Rücken und in der guten Hüfte stattfindet, während sich die andere überhaupt nicht rührt (siehe Abb. 18).
– Stellen Sie sich seitwärts zum Stuhl hin, und schwingen Sie das betroffene Bein vor und zurück. Achten Sie wieder darauf, daß der Körper aufrecht bleibt, um Bewegung am falschen Ort zu vermeiden. Die Rückwärtsbewegung ist besonders wichtig: Sie hilft, eine normale Haltung zu bewahren (siehe Abb. 19).

Schultern

Setzen Sie sich auf einen Stuhl mit gerader Lehne ohne Armstützen.

– Lassen Sie die Arme seitlich herunterhängen, und schwingen Sie sie in einer Pendelbewegung nach vorn und nach hinten.
– Lassen Sie die Arme wie vorher hängen, und schwingen Sie sie seitwärts weg.
– Stützen Sie Hand und Handgelenk, und heben Sie den Ellbogen seitlich hoch (siehe Abb. 20).
– Legen Sie die Hand in den Schoß, und versuchen Sie, sie zum Mund zu heben, als ob Sie essen wollten.
– Heben Sie den Arm, und halten Sie ihn in Nacken-

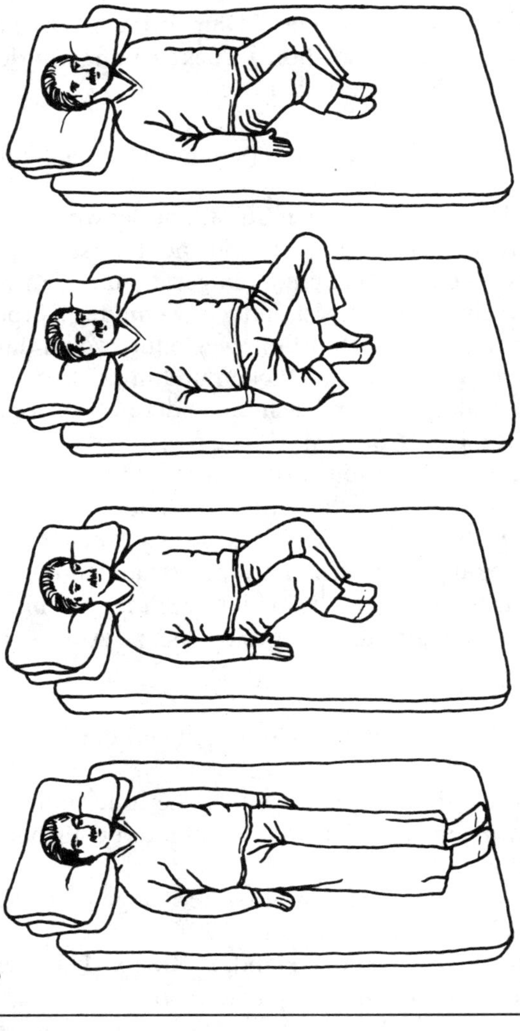

Abb. 16

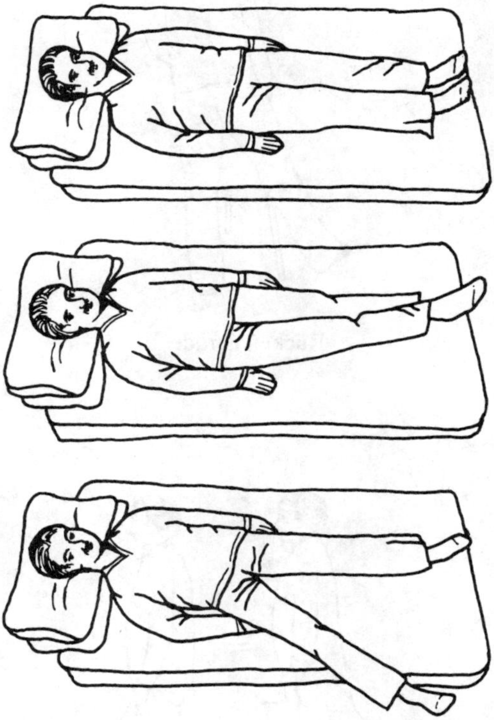

Abb. 17

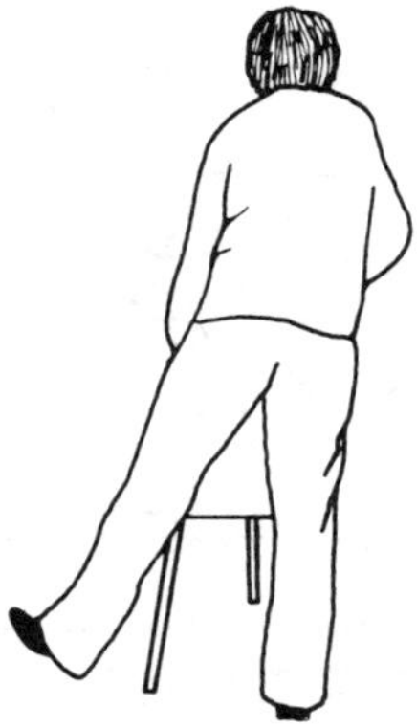

Abb. 18 Rücken gerade

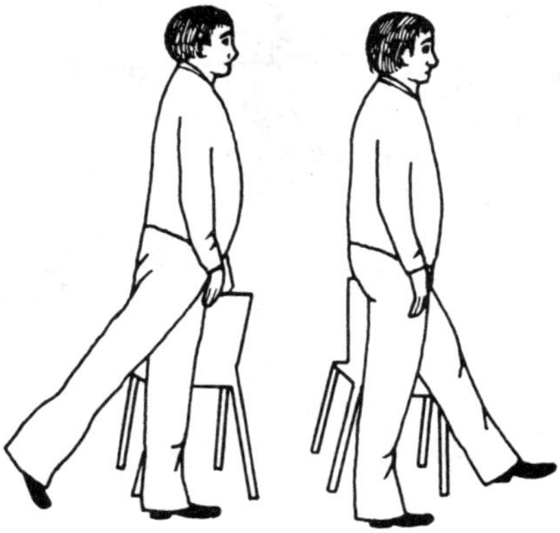

Abb. 19 Körper aufrecht

höhe, als ob Sie die Haare am Hinterkopf kämmen wollten.

- Legen Sie die Hand auf den Rücken, und versuchen Sie, zu den Schulterblättern hochzugreifen.
- Heben Sie den Arm über den Kopf, als ob Sie in ein Regal hinauflangen wollten. Sollte Ihnen das zunächst schwerfallen, helfen Sie ein wenig nach, indem Sie das Handgelenk mit der gesunden Hand stützen (siehe Abb. 21).
- Heben Sie die Schultern, und lassen Sie sie kreisen, erst in die eine, dann in die andere Richtung, um größtmögliche Beweglichkeit zu erreichen.

Hals
Setzen Sie sich auf einen Stuhl mit gerader Lehne.

- Bewegen Sie den Kopf vor und zurück. Die Bewegung nach hinten ist besonders wichtig.
- Lassen Sie den Kopf kreisen, und recken Sie ihn dabei so weit wie möglich in jede Richtung.

Handgelenke und Hände
Setzen Sie sich auf einen Stuhl.

- Ballen Sie die Finger zur Faust, dann strecken Sie sie so weit wie möglich aus. Übung mit jeder Hand wiederholen (siehe Abb. 22).
- Lassen Sie jedes Handgelenk kreisen. Halten Sie die Ellbogen am Körper, und bewegen Sie jede Hand im Kreis, erst in die eine, dann in die andere Richtung. Spreizen Sie die gestreckten Finger, so daß weite Zwischenräume zwischen ihnen entstehen.
- Die Handfläche nach oben, berühren Sie mit dem Daumen die Spitze des kleinen Fingers, dann lassen Sie den Daumen bis zur Basis des Fingers laufen. Übung mit den anderen Fingern wiederholen (siehe Abb. 23).

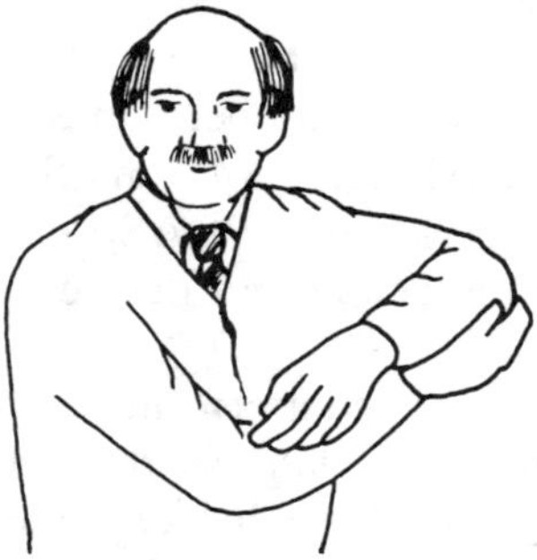

Abb. 20

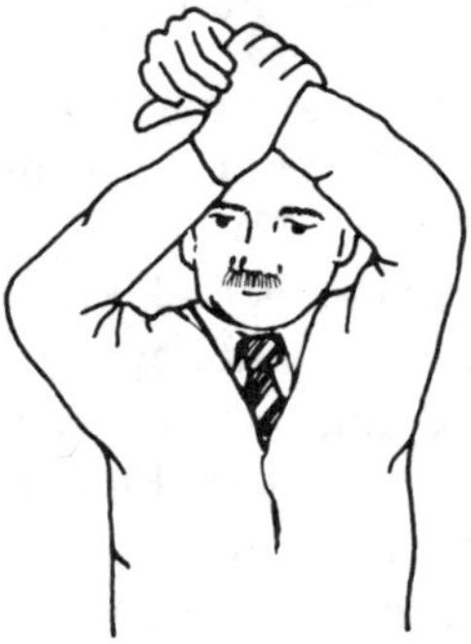

Abb. 21

- Lassen Sie den Daumen in großen Ringen kreisen.
- Halten Sie den Ellbogen am Körper, und bewegen Sie die Hand aus dem Handgelenk auf und ab.
- Halten Sie den Ellbogen am Körper, und lassen Sie die Hand in großen Kreisen rotieren. Wenn der Ellbogen nicht am Körper gehalten wird, erfolgt die Bewegung in der Schulter und nicht im Handgelenk.
- Nehmen Sie einen Stock – etwa so dick wie ein Spazierstock –, fassen Sie ihn fest, und lockern Sie dann den Griff. Nehmen Sie ein nasses Tuch oder ein Stück Wäsche, und wringen Sie es so gründlich wie möglich aus.

Ellbogen

Die Hauptbewegungen des Ellbogens sind Beugen und Strecken. Um hier entsprechende Übungen auszuführen, braucht man sich also nur bequem hinzusetzen und den Arm langsam zu beugen bzw. zu strecken – in jede Richtung so weit wie möglich.

Atemübungen

Setzen Sie sich auf einen bequemen Stuhl, oder legen Sie sich halb aufs Bett. Der Rücken sollte in aufrechter Haltung gestützt sein.

- Legen Sie die Hände auf die unteren Rippen, und strecken Sie beim *Ein*atmen die Rippen *heraus*. Atmen Sie voll, aber ohne Anstrengung aus.
- Legen Sie die Hände auf den Magen zwischen den Rippen und strecken Sie den Magen beim *Ein*atmen *heraus*. Entspannen und voll ausatmen, dabei den Magen zurücksinken lassen.

Diese Übungen sollten nur kurz und mit Ruhepausen dazwischen durchgeführt werden. Machen Sie aber auch in anderen Positionen und im Zuge Ihrer Alltagstätigkeiten Atemübungen.

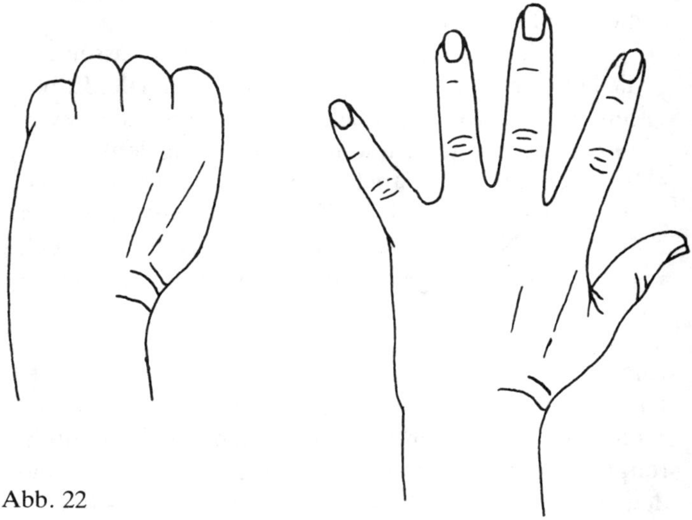

Abb. 22

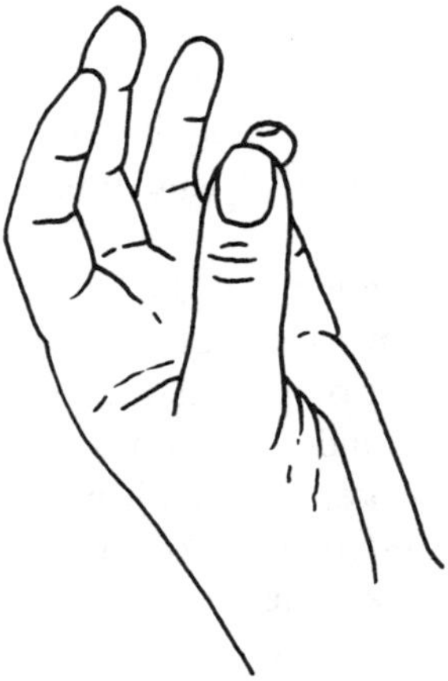

Abb. 23

Ein Blick nach vorn: Arthritis-Forschung

Die Arthritis bietet wißbegierigen Forschern noch ein weites Betätigungsfeld: Wie kommt es zu den verschiedenen Formen der Erkrankung? Wie können sie behandelt werden? Oder, am wichtigsten: Kann man Arthritis heilen? Und wenn ja, auf welche Weise? In diesem Kapitel möchte ich der schöpferischen Hartnäckigkeit der Arthritis-Forscher Anerkennung zollen, indem ich auf einige repräsentative Beispiele ihrer laufenden Arbeiten hinweise und einen Blick in die Zukunft tue.

Werfen wir zunächst einen Blick auf die Forschungen über die eigentliche Wirkungsweise der Arthritis. Ausgehend von der Tatsache, daß etwa 75 Prozent der unter RA leidenden Frauen festgestellt haben, daß die Symptome der Erkrankung sich während der Schwangerschaft verringern oder sogar ganz verschwinden – gewöhnlich ab Ende des dritten Monats und bis ein paar Tage oder sogar Wochen nach der Entbindung –, führte man in den USA und Großbritannien Untersuchungen durch, die ergaben, daß bei schwangeren Frauen ein außergewöhnlich hoher Anteil eines bestimmten Proteins, schwangerschaftsabhängiges Globulin (SAG) genannt, nachzuweisen ist. Entsprechend dem Steigen bzw. Fallen des SAG-Spiegels scheinen Schwellung, Entzündung und Schmerz in den Gelenken sich zu verschlimmern bzw. zu bessern. Jene Frauen – 25 Prozent –, bei denen das SAG im Laufe der Schwangerschaft wenig oder kaum wahrnehmbar zunimmt, erleben auch keine Besserung ihrer RA-Symptome.

Man nimmt an, daß das SAG dafür verantwortlich ist, daß der Fötus nicht abgestoßen wird, der ja – da 50 Prozent Mutter und 50 Prozent Vater – für den Körper der Mutter ein «halbfremdes» Gewebe ist, das jedoch nicht abgewehrt wird wie zum Beispiel ein Transplantat. Man nimmt nun an, daß Entzündungen, die Verursacher der

RA, durch eben den Prozeß hervorgerufen werden, der auch die Körperabwehr mobilisiert. Durch Unterdrükkung dieser Abwehr verringert das SAG möglicherweise zugleich die Entzündungsneigung. So könnte vielleicht ein neuer Typ eines entzündungshemmenden Medikaments entwickelt werden, das den Körper anregt, sein eigenes SAG zu produzieren, oder aber eine synthetische Form des entzündungshemmenden Teils des SAG-Moleküls, das direkt verabreicht werden könnte. Und ein solches Medikament müßte auch nicht den Frauen vorbehalten bleiben. Es gibt umfangreiche Forschungsarbeiten über die Wirkungsweise der Hormone – sowohl im Hinblick auf Schwangerschaft und Menopause wie auch im Zusammenhang mit der oralen Schwangerschaftsverhütung –, deren Ergebnisse mit der bemerkenswerten SAG-Entdeckung übereinstimmen. Ich bin sicher, daß sich aus all dem ein wesentlicher Anhaltspunkt für Ursache, Vorbeugungsmaßnahmen und vielleicht sogar Heilung der Rheumatoiden Arthritis ergeben wird.

Ein weiteres wichtiges Untersuchungsgebiet, das ich schon in einem früheren Kapitel ansprach, ist die Beziehung zwischen Arthritis und genetischen Faktoren. Man hat herausgefunden, daß sieben von zehn Arthritikern über ein Protein verfügen, dem man den Namen HLA DRW4-Antigen gegeben hat. Eine Theorie postuliert nun, daß RA vielleicht durch einen Virus hervorgerufen wird, der sich «verstellen» kann, indem er die Zusammensetzung des HLA DRW4-Antigens nachahmt. Der Körper, statt den Virus anzugreifen, nimmt ihn auf, weil er durch einen Trick dazu verführt wurde, ihn für «eigen» statt für «fremd» zu halten. Auch hier scheint es möglich, ein neues Medikament zu entwickeln, das in das Immunsystem des Körpers eingreift, um so die Abwehr des Arthritikers gegen die Krankheit zu verstärken, oder sogar einen Impfstoff, um vorbeugend jene

Menschen zu schützen, die aufgrund ihrer Antigen-Zusammensetzung am meisten durch RA gefährdet sind.

Doch die Arthritis hält auch immer noch Überraschungen für die Forscher bereit. In der – ziemlich wohlhabenden – Gemeinde Lyme in Connecticut, USA, wurde ein völlig neuer Typ der Juvenilen RA entdeckt. Die Ärzte schöpften Verdacht, als plötzlich zwölf Kinder in dem kleinen, nur fünftausend Einwohner zählenden Ort erkrankten. Gleichzeitig meldete eine Frau, daß sie, ihr Mann, zwei ihrer Kinder und ihre Nachbarn Arthritis hätten.

Es war tatsächlich Arthritis, und sie könnte, wie Dr. Allen Steere, ein Rheumatologe von der Yale University annahm, durch Insekten übertragen worden sein. Sein Verdacht wird erhärtet durch die Tatsache, daß die Krankheit vor allem in dünn besiedelten, waldreichen Gegenden auftritt, und zwar gehäuft im Sommer und Herbst, wenn es von Insekten nur so wimmelt. Damit scheint zumindest eine Form der Arthritis eine durch Insekten übertragene Krankheit zu sein. Könnte es noch mehr geben?

Mit einer anderen Überraschung wartete ein australischer Forscher auf: Professor Dennis Lowther von der Monash University in Melbourne behauptet, daß viele der Analgetika, die, wie zum Beispiel Aspirin, zur Bekämpfung der Schmerzen und Entzündungen bei Arthritis eingesetzt werden, in Wirklichkeit den Prozeß, der das Auftreten der Symptome verursacht, beschleunigen könnten. Unter seinem Elektronenmikroskop entdeckte Professor Lowther nämlich, daß das Bindegewebe oder die Knorpelschicht, die als gleitfähiges Polster zwischen den Gelenkknochen fungiert, zwar glatt zu sein scheint, tatsächlich aber aus einem Netzwerk von Proteinfasern besteht, das mit einem «Molekular-Gel» durchtränkt ist. Dieses Gel fungiert als Schmierflüssigkeit, die im Normalfall etwa alle acht Tage erneuert wird. Bestimmte Anti-Arthritis-Medikamente, so wird nun behauptet, würden die Bildung des Ersatz-Gels reduzieren und dadurch die Reibung an den kritischen Verbindungspunkten der Gelenke verstärken. Tatsächlich habe ich irgendwie das Gefühl, als seien die Pausen zwischen den Arthritis-Anfällen kürzer geworden, seit ich entzündungshemmende Medikamente nehme. Mit anderen Worten: Es könnte sein, daß diese Medikamente die Krankheit verschlimmern.

Man könnte das Studium der Arthritis mit einer verwickelten kriminologischen Untersuchung vergleichen: Jagd nach dem Schuldigen, Rekonstruktion der «Ausbruchs»-Umstände, Finden von Beweisen und Verfolgung der Spuren – von denen manche natürlich falsch sind. Der Vergleich läßt sich sogar noch weiterführen, wenn man erfährt, daß ein Rheumatologe, Dr. Jeffrey Rosenberg von der Bone and Joint Research Unit am London Hospital vermutet, daß die genetischen Regelwidrigkeiten von Leuten mit Bechterewscher Krankheit aus deren Fingerabdrücken ersichtlich seien. Eine unwahrscheinliche Geschichte, möchte man meinen, doch lesen Sie erst mal folgenden Bericht über Dr. Rosenbergs Experiment (von dem BBC-Kommentator John Newell in seinem Programm *Assignment Arthritis*):

> Rosenberg nahm – mit Hilfe von Scotland Yard – einhundert Patienten mit Bechterewscher Krankheit die Fingerabdrücke ab. Dann verglich er diese Abdrücke mit denen von zwei Kontrollgruppen: von hundert gesunden Medizinstudenten und von hundert anderen gesunden Personen, ausgewählt aus der über eine Million Fingerabdrücke umfassenden Kartei von Scotland Yard. Die zweite Gruppe fungierte lediglich als Kontrolle, um sicherzugehen, daß die Gruppe der Medizinstudenten wirklich als «normal» einzuordnen war. Die Auswertung zeigte, daß es zwischen Kran-

ken und Gesunden kleine, aber bezeichnende Unterschiede in den Abdrücken der kleinen Finger gab. Dr. Rosenberg betont allerdings, daß dies nicht bedeutet, daß man per Fingerabdruck die Bechterewsche oder irgendeine andere Krankheit diagnostizieren könne. Es heißt jedoch, daß der Fingerabdruck einen zusätzlichen Anhaltspunkt geben kann – um festzustellen, ob genetische Regelwidrigkeiten oder ungewöhnliche Gen-Muster irgendeine Rolle bei der Entstehung verschiedener Krankheiten spielen. Die Ergebnisse bei der Untersuchung der Bechterewschen Krankheit weisen jedenfalls darauf hin, daß dem so ist.

Noch etwas im Zusammenhang mit dem Thema «Fingerabdrücke»: Ein Rheumatologe aus Cambridge, Dr. Richard Salsburg, hat möglicherweise eine Methode entwickelt, mit deren Hilfe sich die Entzündung in den Gelenken messen läßt – normalerweise ein schwieriges Unterfangen. Der termographische Test ist einfach und sicher: Mit einer speziellen Kamera wird die Infrarotabstrahlung eines Objekts aufgenommen und auf einen Bildschirm übertragen. Laut Dr. Salsburg kann man auf diese Weise den «thermographischen Fingerabdruck» eines entzündeten Gelenks herstellen, der das charakteristische Wärmebild eines arthritischen Zustands zeigt. Der Arzt kann dann genau sehen, wie gut seine Behandlung anschlägt – und daraufhin die Behauptungen der pharmazeutischen Industrie über die Wirksamkeit ihrer Produkte ins rechte (thermographische) Licht rücken.

In diesem Zusammenhang sollten wir auch einen Blick auf die jüngste Medikamentenforschung werfen. Es ist verständlich, daß hier der Erzfeind, die Entzündung, im Mittelpunkt des Interesses steht. Eine Entzündung scheint zu entstehen, wenn ein Gelenk zuviel Prostaglandin produziert. Aspirin hemmt die Entzündung, indem es die Tätigkeit eines Enzyms unterbindet, das für die Bildung des Hormons Prostaglandin verantwortlich ist. Genauso wirken die Steroide, wenn auch auf andere Art. Steroide scheinen die Prostaglandin-Produktion bereits in einem früheren Stadium zu hemmen, indem sie die Freigabe der Rohmaterialien stoppen, die zur Bildung des Hormons erforderlich sind. Der Schlüsselfaktor dabei ist ein Protein, das die Forscher jetzt versuchen zu isolieren, zu analysieren und vielleicht künstlich herzustellen. Falls es ihnen gelingen sollte, wird es vielleicht möglich sein, ein Medikament zu entwickeln, das die hochwirksamen entzündungshemmenden Eigenschaften der Steroide besitzt – ohne deren Nebenwirkungen.

Ein weiterer, ganz anderer Weg besteht darin, das Immunsystem des Körpers anzuregen, der Entzündung entgegenzuwirken, indem man die «zellenabhängige» Immunität verstärkt – die Fähigkeit der Freßzellen (Phagozyten), fremde Eindringlinge zu zerstören. Das klingt vielleicht zunächst merkwürdig, da bisher RA ja recht erfolgreich mit Medikamenten behandelt worden ist, die das Immunsystem *unterdrücken.* Hier wird jedoch die entgegengesetzte Taktik angewandt. Der Grundgedanke besteht darin, das Immunsystem durch Anregung der Phagozyten wirkungsvoller zu machen. Durch Verabreichung des Medikaments Levamisol konnten Dr. Ted Huskisson und seine Kollegen am St. Bartholomew's Hospital in London die zellabhängige Immunität stärken und die RA-Symptome bessern. Die Phagozyten schienen genügend stimuliert zu sein, um die reizerzeugenden Substanzen im Gelenk zu vernichten. Natürlich reichen diese ersten, wenn auch vielversprechenden Versuche nicht aus. Es muß noch eine Menge sorgfältiger Arbeit geleistet werden, vor allem im Hinblick auf die Untersuchung eventueller Langzeit-Nebenwirkungen von Levamisol. Das Ganze sieht mir jedoch recht vielversprechend aus und könnte der Vorläufer einer späteren Generation wirksamer Medikamente sein.

Das gleiche trifft auf die Arbeit zu, die, bisher nur an Versuchstieren, von Forschern der Aston University in der Nähe von Birmingham durchgeführt wird. Sie haben entdeckt, daß Dapson, ein Medikament, das normalerweise bei der Behandlung von Lepra eingesetzt wird, die charakteristischen Entzündungssymptome der RA – Hitze, Schwellungen und Schmerz – wesentlich verringert, ohne daß Langzeit-Nebenwirkungen wie bei Verabreichung von Cortisonverbindungen auftreten. Dieselben Wissenschaftler haben im Zuge anderer Tierversuche außerdem zwei oder drei Verbindungen entdeckt, die vielleicht mehr leisten können, als einfach nur die Symptome zu mildern. Sie scheinen tatsächlich die Degeneration der Knorpelschicht in den Gelenken rückgängig zu machen, indem sie die Aktivität destruktiver Enzyme blockieren. Wenn es sich zeigt, daß diese Verbindungen auch bei Menschen wirksam sind, könnte so etwas wie ein Durchbruch in Reichweite sein. Aber bevor es so weit ist, müssen noch eine ganze Reihe Kontrolluntersuchungen durchgeführt werden.

Andere Wissenschaftler beschäftigen sich mit den bereits vorhandenen Medikamenten und versuchen zum Beispiel, effektivere Anwendungsmöglichkeiten zu finden, um die nebenwirkungsreichen Corticosteroide zu umgehen. Ein Weg besteht darin, kleinere Dosen Steroide «gezielter» einzusetzen – etwa unter Anwendung einer genialen, in England entwickelten Technik, die John Newell in dem bereits erwähnten BBC-Programm wie folgt beschreibt:

> Das Medikament ist in mikroskopisch kleine, kugelförmige Tröpfchen dicken Öls eingeschlossen. Einige solcher «aufgeschwemmten» Tröpfchen werden dann

direkt ins Gelenk injiziert. Die Tröpfchen sind zu groß, um aus dem Gelenk auszutreten, und früher oder später werden sie vom «Säuberungssystem» der Gelenkflüssigkeit – lebende Zellen, Makrophagen, die umherwandern und praktisch alles auffressen, was ihnen in den Weg kommt – «geschluckt». Und jetzt kommt das Raffinierte: Die Makrophagen sind nämlich jene Zellen, die für Schmerz und Entzündung bei der Arthritis verantwortlich zeichnen, so daß das Medikament in Tröpfchen genau da hinkommt, wo es am meisten bewirken kann: direkt in die Zellen, deren Aktivität gedämpft werden muß.

Bisher hat man diese Versuche nur an Kaninchen durchgeführt, aber es sieht so aus, als seien die Öltröpfchen – oder korrekt: diese Liposom-Technik – fünzig- bis hundertmal wirksamer als die Injektionen, die auf die übliche Art gemacht werden. Ich hoffe, daß diese Methode, bei der das Medikament wirklich am Herd des Übels angreifen kann, soweit entwickelt wird, daß die Arthritiker etwas davon haben.

Ich finde es auch ermutigend, daß die Arthritis-Patienten von Erkenntnissen und Behandlungsmethoden auf anderen Gebieten der Medizin – zum Beispiel der Krebsforschung – profitieren können. Ein Tumor zum Beispiel ist ohne ausreichende Blutzufuhr nicht lebensfähig: Also werden Medikamente getestet, die die Bildung von eben jenen Blutgefäßen, die das Wachstum bösartiger Gewebe fördern, verhindern. Auch die Knorpel bei OA und RA entwickeln an ihrer Oberfläche ein Polster winziger Kapillargefäße, *Pannus* genannt, das zur Aufrauhung und Durchlöcherung der Knorpel führt – typisches und bisher unheilbares Anzeichen für Arthritis. Könnte ein Blutgefäß-Hemmstoff auch Knorpeldegeneration verhindern? Ein faszinierender Gedanken, ebenso wie die kürzlich gemachte Anregung, daß

Röntgenstrahlen, die zur Behandlung der Hodgkinschen Krankheit, einer Krebsform, eingesetzt werden, vielleicht auch für die Behandlung von Arthritis in Frage kommen. Einige Versuche wurden bereits mit begrenztem Erfolg durchgeführt, aber, wie das *New England Journal of Medicine* am 22. Oktober 1981 kommentierte, solange die Ergebnisse exakt durchgeführter Langzeitversuche dieser Strahlentherapie nicht vorliegen, «sollte dieser Geist lieber in der Flasche bleiben . . .»

. . . aber wer weiß, wie viele gute «Flaschengeister» noch auf ihre Befreiung warten, um uns Arthritikern endlich die ersehnte Hilfe zu bringen.

Vom Temperament her war ich nie ein geeignetes Opfer für diese Krankheit, und oft habe ich darüber nachgedacht, ob ich die RA auf irgendeine Weise hätte vermeiden können. Schließlich sind die Bücher zum Thema Arthritis voll von Ratschlägen über Vorbeugemaßnahmen wie: regelmäßige körperliche Bewegung, Gewichtskontrolle, keine Überanstrengung (Dehnung, Zerrung) der Gelenke, korrekte Haltung beim Sitzen, Bücken oder Heben, Ausgewogenheit zwischen Phasen der Aktivität bzw. Ruhe usw. usw. – alles sehr nützlich sowohl für das Leben eines Gesunden wie eines (Arthritis-)Kranken.

Ich persönlich bin skeptisch, was die *Vorbeugungswirksamkeit* dieser Vorschläge angeht. Schließlich war ich mein Leben lang schlank, aktiv und vernünftig in jeder Beziehung – und doch bin ich krank geworden. Ich glaube nicht, daß ich im Falle meiner RA – bei anderen Formen, wie etwa Osteoarthrose mag das anders sein – sehr viel hätte tun können, um ihr Ausbrechen zu verhindern.

Klar ist aber, daß man Arthritis erfolgreich bekämpfen kann. Als Chirurg habe ich es viele Jahre lang getan

– mehr als zwanzig Jahre habe ich mich gewehrt, der Erkrankung nachzugeben –, bis ich mich dann doch entschloß, mit dem Operieren aufzuhören. Nicht, weil es gar nicht mehr gegangen wäre, sondern weil es nicht mehr erstklassig gegangen wäre. Wer einmal im Leben als Sieger durchs Ziel gegangen ist, will nicht irgendwo unter «ferner liefen» enden . . .

Nach der Chirurgie, was dann? Nun, Arthritis mag im Operationssaal behindern, aber sie hindert mich nicht an meiner Forschungsarbeit auf dem Gebiet der Gewebeabwehr-Mechanismen, am Lehren, Schreiben und Produzieren von Fernsehserien. Und es gehört für mich zu den positiven Aspekten meiner Krankheit, daß ich meine Erfahrungen mit Ihnen teilen und versuchen kann, Ihnen das zu vermitteln, was für mich das Wichtigste ist im Leben: Hoffnung. Nichts würde mir mehr Freude machen als das Gefühl, daß ich dieses mein Ziel wenigstens teilweise erreicht habe.

Nachtrag (Stand 1993)

Die folgenden Ausführungen wollen den Entwicklungen Rechnung tragen, die auf dem Gebiet der Grundlagenforschung und der Therapie der Rheumatoiden Arthritis in den Jahren seit dem ersten Erscheinen dieses Buches stattgefunden haben. Der besseren Übersichtlichkeit halber sind jeweils in Klammern die Seitenzahlen vermerkt, auf welche sich die entsprechenden Ergänzungen beziehen.

Unser Detailwissen über Mechanismen von Entzündung, Gewebszerstörung und -aufbau hat sich in den letzten Jahren wahrscheinlich verdoppelt. Die Ursache (oder Ursachen) der Rheumatoiden Arthritis aber sind weiterhin nicht bekannt (S. 26ff.). So sind z. B. die Gewebe-Typisierungsmethoden erheblich verfeinert worden. Man kennt heute eine viel größere Anzahl von Untergruppen und sogar den genauen Aufbau der Eiweiße auf der Zelloberfläche, die den einzelnen Gewebetypfaktoren entsprechen. Es bleibt weiterhin unbestritten, daß insbesondere gewisse Untergruppen der DR-4-Typen bei Weißen und Japanern sowie der DR-1-Typ bei Juden gegenüber der jeweiligen Normalbevölkerung deutlich gehäuft bei RA-Patienten gefunden werden. Es hat sich gezeigt, daß Antigene – fremde oder körpereigene – nur im Zusammenhang mit Gewebefaktoren vom D-Typ eine Reaktion der entsprechenden Lymphozyten (T-Helfer) in Gang bringen. Ein Gewebetypfaktor allein kann aber nicht die letztlich auslösende Ursache für eine RA sein, denn sonst müßten alle Leute, die diesen Gewebefaktor besitzen, früher oder später an dieser Krankheit leiden, was durchaus nicht der Fall ist. Vorläufig kann man lediglich sagen, daß gewisse Erbfaktoren für den Träger ein erhöhtes Risiko bedeuten, an RA zu erkranken. Die Suche nach dem dafür verantwortlichen Bakterium, Virus oder einer spontan aufgetretenen Fehlsteuerung geht weiter. Dabei hat man heute – ausgehend von gut untersuchten Arthritiden beim Tier – das Augenmerk nicht mehr primär auf ganze Viren oder Bakterien als Erreger einer chronischen Arthritis, sondern nur noch auf gewisse Zell- oder Kernbestandteilen. Diese führen dann im Wirt zu einer Störung des immunologischen Gleichgewichts, was u. a. eine chronische Arthritis zur Folge haben kann. Unter den Viren gilt das besondere Interesse dem Epstein-Barr-Virus, den Retroviren – aus dieser Familie stammen auch die für AIDS verantwortlichen HIV-Viren – und den Parvo-Viren. Es werden sowohl die Abnormitäten der Immunantwort, welche solche Viren erzeugen können, als auch die Möglichkeit erforscht, daß zwei Viren (z. B. Epstein-Barr- und Parvo-Viren) gleichzeitig in einer Zelle vorkommen können. Jedenfalls ist man schon lange von der Idee abgekommen, daß ein Infektionserreger im klassischen Sinn, d. h. ein ganzes Virus oder Bakterium, das dann auch übertragbar wäre, als Ursache für eine Rheumatoide Arthritis in Frage kommt. Die in ihrer bestaunenswerten Komplexität immer weiter aufgeschlüsselten Interaktionen zwischen genetisch bestimmten Immunantworten und Krankheitserregern lassen erahnen, weshalb die Suche nach der Ursache der Rheumatoiden Arthritis so schwierig ist.

Das Verständnis für die Mechanismen der Entzündung wurde vertieft durch die Entdeckung der sogenannten Zytokine. Das sind kleine Eiweiße, die von Zellen, insbesondere den Makrophagen und Lymphozyten, produziert werden und andere Zellen zu Syntheseleistung oder Differenzierung anregen. Dazu gehören die Interleukine, die Interferone, Tumornekrosefaktoren u. a. In der Rheumatoiden Arthritis sind besonders Interleukin (IL) 1 und 6 sowie der Tumornekrosefaktor alpha wichtig. So aktiviert das hauptsächlich von Makrophagen gebildete IL1 die T- und B-Lympozyten, bewirkt eine Ansammlung von Granulozyten am Ort der Entzündung und eine Proliferation von Bindegewebe. Daneben verursacht es Fieber, Appetitverlust und Müdigkeit.

Wie in den meisten biologischen Systemen wird die Wirkung der Zytokine durch Antagonisten (Gegenspieler) gehemmt. Diese richten sich entweder gegen den Rezeptor der Zytokine auf der Zelloberfläche oder direkt gegen die Zytokine, was beides die Wirkung hemmt. Dieses komplexe Netzwerk von Substanzen, die sich gegenseitig beeinflussen, aber auch blockieren, mag die Erklärung sein, weshalb in neuesten Versuchen zur Entzündungshemmung die getesteten Anti-Interleukin-Antikörper nicht zu einem wesentlichen Durchbruch geführt haben. Der klinische Effekt blieb meistens bescheiden bis unbedeutend.

Besondere Beachtung fanden in letzter Zeit die sogenannten Adhäsions-Moleküle, das heißt Strukturen auf der Oberfläche von Zellen, die die Haftung von Zellen aneinander oder von Zellen an einer Gewebematrix ermöglichen. Nur mit Hilfe solcher Moleküle auf der Oberfläche von weißen Blutkörperchen einerseits und von Endothel-Zellen, die die Blutgefäße auskleiden, andererseits ist es möglich, daß weiße Blutkörperchen aus der Blutbahn durch winzige Poren ins Gewebe, z. B. an einen Entzündungsherd austreten können. Ohne solche Moleküle würden die Leukozyten (weiße Blutkörperchen) an der sonst glatten Innenfläche der Gefäße vorbeigleiten und sich nicht durch die Poren zwängen können, da sie vom Blutstrom weggeschwemmt werden würden. Erste experimentelle klinische Studien mit Antikörpern gegen das sogenannte Interzelluläre-Adhäsionsmolekül 1 (ICAM 1), das dieses Molekül auf der Oberfläche der Endothel-Zellen blockiert, haben gezeigt, daß dadurch weiße Blutkörperchen am Austritt aus den Blutgefäßen in das entzündete Gewebe wirklich gehemmt werden können. Dadurch konnte die Entzündung bei den wenigen Patienten mit Rheumatoider Arthritis, die bisher studiert wurden, gedämpft werden. Das gleiche wurde bei Patienten mit Abstoßungsreaktionen nach Transplantationen beobachtet. Eine breite klinische Studie dieses höchst interessanten Therapieansatzes, der erstmals in Dallas in den USA versucht wurde, steht bevor.

Bei der medikamentösen Therapie der Rheumatoiden Arthritis (S. 63 ff.) werden z. T. neue Substanzen eingesetzt, z. T. altbekannte Medikamente in anderer Dosierung oder mit anderen Überlegungen verwendet. Der Hauptpfeiler der Therapie der Rheumatoiden Arthritis dürfte nach wie vor durch die sogenannten nicht-steroidalen Entzündungshemmer (S. 69ff.) gebildet werden, wovon Aspirin in höherer Dosierung eigentlich die «Muttersubstanz» ist, wogegen es in niedriger Dosierung eher als Analgetikum wirkt. Spitzenreiter ist dabei seit einigen Jahren Diclofenac Natrium (Voltaren), gefolgt von Ibuprofen und Piroxicam. Ganz neue Substanzen sind Tenoxicam, Etodolac, Ketoprofen und Nabumetone.

Das Phenylbutazon wird wegen seiner möglichen Toxizität nur noch bei schweren Fällen von Spondylitis ankylosans (Bechterew'sche Krankheit) und ähnlichen Arthritisformen und nur noch ganz selten bei Rheumatoider Arthritis eingesetzt. Analgetika, vor allem das beliebte Paracetamol (Acetaminophen), können zusätzlich zu den entzündungshemmenden Medikamenten bei Schmerzhöhepunkten verabreicht werden, genügen aber in aller Regel nicht zur alleinigen Schmerzbekämpfung bei RA, vor allem nicht zur Linderung der Schmerzen und Steife am frühen Morgen.

Die Corticosteroide, vor allem Prednison und Prednisolon, haben bei sehr schweren Fällen in kleiner Dosierung oder als «Stoß» immer noch ihren Platz im Therapieplan, werden aber meistens doch lokal angewandt, d. h. in Gelenke oder Sehnenscheiden injiziert. Ein neuer Ansatz in der Corticosteroid-Therapie wird vor allem von der Gruppe um Prof. Panayi am Guy's Hospital in London erforscht. Er besteht darin, in größeren Zeitabständen Depot-Steroide, d. h. kristalline Corticosteroid-Präparate, intramuskulär zu verabreichen. Dadurch werden wahrscheinlich die Lymphpozyten anders beeinflußt als durch tägliche kleine Dosen, und die Gesamtdosis pro Monat kann gegenüber der täglichen Gabe entschieden herabgesetzt werden. Für Patienten, die dennoch über längere Zeit Corticosteroide brauchen, kann man Deflazacort, einen neuen Abkömmling des Cortisons, einsetzen, bei dem das Risiko einer Knochenentkalkung geringer ist als beim Prednison. Die anderen Nebenwirkungen scheinen aber mit gleicher Häufigkeit vorzukommen. Da aber Patienten mit Rheumatoider Arthritis wegen Bewegungsmangel auch zu Osteoporose (Knochenentkalkung) neigen, ist diese neue Substanz eine echte Bereicherung.

Unter den sogenannten Basistherapeutika, d. h. den antirheumatoiden Medikamenten (S. 77ff.), hat das Gold immer noch eine besondere Stellung, wenngleich gerade in neuester Zeit kritische Stimmen über die Wirksamkeit der Goldbehandlungen auf lange Sicht laut geworden sind. Zusätzlich zu den bisher gebräuchlichen injizierbaren Goldpräparaten ist Auranofin auf den Markt gekommen, Gold in Tablettenform, das zwar wahrscheinlich etwas schwächer ist als die Injektionsform, sicher jedoch, abgesehen von meist banaler Neigung zu Durchfällen, weniger Nebenwirkungen aufweist. Die D-Penicillamine werden momentan wohl etwas weniger häufig gebraucht als vor einigen Jahren, da sich das Salazopyrin einen festen Platz als Basistherapeutikum gesichert hat. Diese Substanz ist zwar seit Ende der 40er Jahre bekannt, wurde jedoch vor allem für entzündliche Darmkrankheiten eingesetzt und erst in den letzten Jahren in ihrer Wirkung auf die Rheumatoide Arthritis und die sogenannten seronegativen Spondarthritiden genauer untersucht.

Dabei zeigte es sich, daß die Wirksamkeit etwa in der Größenordnung des Goldes liegt. Eine ähnliche «Wiedergeburt» hat das Methotrexat durchgemacht, das in naher Zukunft vielleicht gebräuchlichste Basistherapeutikum. Die früher bei Psoriasis eingesetzten hohen Dosen, die oft zu Leberschädigungen führten, sind für die Wirksamkeit bei Rheumatoider Arthritis nicht notwendig.

Mit den heute gebräuchlichen niedrigen Dosierungen zwischen 7,5 und 15 mg pro Woche und genauer Überwachung der Leberfunktionen läßt sich das Risiko der schweren, irreversiblen Leberschädigung praktisch vermeiden.

In den letzten Jahren sind als Basistherapeutika Kombinationen der bekannten Substanzen, ähnlich, wie sie in der Krebsbekämpfung angewandt werden, versucht worden. Es konnte sich aber bislang keine der verschiedenen Kombinationen eindeutig durchsetzen. Dies mag an der Schwierigkeit einer genauen Verlaufsbeobachtung und an der Notwendigkeit von Langzeit-Studien mit großen Patientenzahlen liegen, welche naturgemäß schwer zu organisieren und durchzuführen sind. Es darf aber damit gerechnet werden, daß in absehbarer Zukunft mehr Licht in die komplexe Frage der Kombinations-Therapien kommt.

Die chirurgischen Möglichkeiten (S. 92ff.) haben sich vor allem für die Knie, Ellbogen und Handgelenke verbessert.

Der vermehrte Einsatz von Arthroskopie («Gelenkspiegelungen») für diagnostische Zwecke, wobei aber auch kleine chirurgische Eingriffe möglich sind, hat die Möglichkeit einer besseren Erfassung des Gelenkzustandes mit minimalem Aufwand und Risiko ergeben. Damit können die größeren Eingriffe besser geplant werden. Die Synovektomie (S. 103) im Frühstadium, quasi als präventiver Eingriff, wird nicht mehr so häufig gemacht wie vor einigen Jahren, da die Spätresultate nicht sehr überzeugend waren. Dagegen erfreut sich die Synoviorthese, vor allem mit radioaktiven Substanzen, weiterhin zu Recht großer Beliebtheit, können doch mit der Wahl des geeigneten Radionuklids (Yttrium, Rhenium oder Erbium) sowohl große wie kleine Gelenke behandelt werden, sofern die Knorpel- und Knochendestruktionen nicht zu weit fortgeschritten sind.

Die Schmerzforschung (S. 109ff.) hat in letzter Zeit die berühmte Gate-Control-Theorie wesentlich erweitert: Man hat Einblick gewonnen in die Natur der chemischen Substanzen, die bei der Impulsübertragung im Rückenmark an den Synapsen freigesetzt werden und die weitere Reaktionen an diesen Synapsen entweder hemmend oder fördernd beeinflussen. Im weiteren erkannte man die Wichtigkeit von absteigenden Bahnen vom Großhirn zum Rückenmark, welche ebenfalls meist dämpfend auf die Schmerzübertragung am Gate einwirken und gerade bei chronischen Schmerzen eine entscheidende Rolle zu spielen scheinen. Diese Erkenntnisse werden hoffentlich in Zukunft zu besseren Möglichkeiten der Schmerzbeeinflussung führen, als wir sie heute haben. Vor allem für chronische Schmerzen besteht ein noch unbefriedigendes Angebot an Medikamenten.

Die alternativen Therapien erfreuen sich naturgemäß weiterhin großer Beliebtheit, da ja leider eine kausale Therapie, d. h. eine Therapie, welche die primäre Ursache der Rheumatoiden Arthritis beseitigen oder entscheidend beeinflussen könnte, weiterhin fehlt. In den letzten Jahren haben insbesondere Versuche, die Zellmembranen durch Einnahme größerer Mengen von Fisch- oder Lachsölkapseln über längere Zeit zu verändern, Beachtung gefunden. Es konnte sowohl im Tierexperiment wie an menschlichen Lymphozyten gezeigt werden, daß durch längere Einnahme dieser hoch ungesättigten Fettsäuren weniger entzündungsaktive Stoffe, wie Leukotrine und Prostaglandine, gebildet werden. Der wirkliche Stellenwert dieser Diät bleibt jedoch noch offen. Immerhin ist diese «Fisch-Diät» als unterstützende Maßnahme heute schon akzeptiert.

Einige der unter «Arthritisforschung» angeschnittenen Probleme sind in der Zwischenzeit gelöst worden. So ist der Erreger der Lyme-Krankheit gefunden worden; es ist die Borellia burgdorferi, eine Spirochäten-Art. Dennoch sind noch lange nicht alle Fragen in diesem Zusammenhang beantwortet, insbesondere ist nicht bekannt, weshalb bei gewissen Patienten die Lyme-Arthritis chronisch wird und sich dann im klinischen Bild kaum mehr von einer sogenannten «seronegativen» Rheumatoiden Arthritis unterscheiden läßt.

Zum Problem des Knorpelschadens durch Entzündungshemmer kann man heute feststellen, daß z. B. Aspirin in hohen Dosen den Knorpel tatsächlich schädigen kann, dies jedoch für die meisten der neueren entzündungshemmenden Mittel nicht zutrifft.

Das Levamisol hat die Erwartungen nicht erfüllen können und ist als Basistherapeutikum weitgehend ausgeschieden, doch werden andere Immunstimulantien versucht. So wurde ein Extrakt aus E. coli-Bakterien getestet, das eine günstige Wirkung auf die Rheumatoide Arthritis zu haben scheint. Die Darreichung von Corticosteroiden in Liposomen hat noch keine konkreten Ergebnisse gebracht, doch wird diese an sich erfolgversprechende Technik weiter verfolgt. Die Röntgenbestrahlung der Lymphknoten ergab bei länger dauernder Beobachtung zwar manchmal gute Kurzzeitresultate, doch sind die Nebenwirkungen und das Risiko eines Rückfalles in die Krankheit so hoch, daß nur noch ganz wenige Zentren diese Technik anwenden. In gewissen Situationen, vor allem bei Vorliegen einer sogenannten Vasculitis, d. h. einer Gefäßentzündung, die auch im Rahmen der Rheumatoiden Arthritis vorkommen und sehr gefährlich sein kann, wird manchmal ein Plasma-Austausch, eine sogenannte Plasma-Pherese, durchgeführt. Diese Behandlung wurde eine Zeitlang als mögliche Basistherapie angesehen, doch hat sich erwiesen, daß die Indikation für das sehr kostspielige Verfahren eigentlich recht eng ist.

Momentan laufen klinische Studien mit sogenannten monoklonalen Antikörpern gegen Helfer-Lymphozyten. Monoklonale Antikörper stammen von den Abkömmlingen einer Zelle ab, die mit einer Myelomzelle verschmolzen wurden und nun genau identische Antikörper produzieren. Ebenso laufen Studien mit gamma-Interferon, wobei der anfängliche Enthusiasmus bereits einer gewissen Skepsis über die Wirksamkeit dieser Substanz bei Rheumatoider Arthritis gewichen ist.

Die intensiven Anstrengungen auf dem Gebiet der Grundlagenforschung und der Therapie lassen hoffen, daß zur Behandlung der Rheumatoiden Arthritis bald noch wesentlich bessere Möglichkeiten zur Verfügung stehen werden, als dies heute der Fall ist. Weiterhin unabdingbar bleibt aber ein tragfähiges Vertrauensverhältnis und ein offener Dialog zwischen dem Patienten, seinem Arzt und dem ganzen involvierten Pflegeteam.

Dr. med. Hans A. Schwarz
FMH physikal. Medizin.
spez. Rheumaerkrankungen
Lindenhofspital Bern/Schweiz

Literaturverzeichnis

Arthritis and Rheumatism Council Publication (Mitteilungsblatt des Arthritis and Rheumatism Council) – Beiträge darin von: J. S. Calnan, Sir John Charnley, A. S. Dixon, Frank Dudley Hart, Alan Hill, Felix Mann.

Arthritis Foundation, USA, *Arthritis, Diet and Nutrition. Facts to Consider,* New York 1983.

Barnard, Christiaan, *Mein Leben als Arzt und Mensch*, Bern/München/Wien 1969.

British Red Cross Society, *Home-made Aids for Handicapped People*, London 1974.

Brewerton, Derrick A., *All About Arthritis*, Harvard University Press, 1992.

Dieppe, Paul, *Arthritis*, British Medical Association & Equation, 1988.

Dong, Collin/Banks, Jane, *The Arthritic's Cookbook*, London 1983. –, *New Hope for the Arthritic*, London 1980

Dudley Hart, Frank, *Overcoming Arthritis*, London 1981.

– /Taylor, R. T./Huskisson, E. C., Artikel über Tag- und Nachtrhythmus des Schmerzes in: *Lancet*, Bd. 1, 25. April 1970, S. 881.

Evans, Peter, *Getting On*, London 1982.

Fairley, Peter, *The Conquest of Pain*, London 1978.

Fox, William W., *Arthritis: Is Your Suffering Really Necessary?*, Robert Hale, 1981.

Fries, J. F., *Arthritis and How to Cope with It*, London 1980.

Geesing H., *Rheuma*, Humboldt-Taschenbuchverlag, München 1989.

Gibson, R. G./Gibson, S. L. M./Conway, V./Chapell, P., «*Perna canaliculus* in the Treatment of Arthritis», in: *Practitioner*, September 1980.

Gillie, O./Haddon, C./Mercer, D. (Hrsg.), *The Sunday Times New Book of Body Maintenance*, London 1982.

Gomez, Joan, *How Not to Die Young*, London/New York 1973.

Hooker, Susan, *Caring for Elderly People*, London 1976.

Inglis, Brian/West, Ruth, *Der alternative Gesundheitsführer. Das umfassende Handbuch über die neuen und alten natürlichen Heilmethoden*, München 1984.

Kienholz E., *Rheuma*, Trias, Stuttgart 1990.
Koczin, B. L. u. a., Artikel in: *New England Journal of Medicine*, Bd. 305, 1981, S. 969.

Manaka, Yoshio/Urquhart, Ian A., *The Layman's Guide to Acupuncture*, New York 1972.
Mansfield, John, *Arthritis: The Allergy Connection*, Thorsons, 1990.
Mey K. G., *Rheumaratgeber*, Dreisam-Verlag, Köln 1992.

Peters, A. D./Wingate, Peter, *The Penguin Medical Encyclopedia*, London 1972.

Rahe, Richard H., *Psychotropic Drug Response. Advances in Prediction*, hrsg. von P. R. A. May und J. R. Whittenborn, Illinois 1969. Rogers, Juliet/Watt, Iain/Dieppe, Paul, Artikel über Arthritis und Arthrose im Mittelalter, in: *British Medical Journal*, 19.–26. Dezember 1981.

Stanway, Andrew, *Alternative Medizin. Das Handbuch der natürlichen Heilmethoden*, München 1982.

Understanding Back Trouble, Consumers' Association & Hodder and Stoughton, 1991.

Weintraub A., *Rheuma*, – Seelische Gründe und Hintergründe, H. Huber Verlag, Bern 1992.